RECHERCHES

SUR

L'INFLAMMATION DES TROMPES UTÉRINES

ET SES CONSÉQUENCES

PAR

Ed. SEUVRE,

Docteur en médecine de la Faculté de Paris,
Ancien interne lauréat de l'École de Reims,
Interne et lauréat des hôpitaux de Paris,
Ancien interne de la Maternité,
Membre de la Société anatomique.

PARIS
ADRIEN DELAHAYE, LIBRAIRE-ÉDITEUR
Place de l'École-de-Médecine.

1874

RECHERCHES

SUR

L'INFLAMMATION DES TROMPES UTÉRINES

ET SES CONSÉQUENCES

PAR

Ed. SEUVRE,

Docteur en médecine de la Faculté de Paris,
Ancien interne lauréat de l'École de Reims,
Interne et lauréat des hôpitaux de Paris,
Ancien interne de la Maternité,
Membre de la Société anatomique.

PARIS
ADRIEN DELAHAYE, LIBRAIRE-ÉDITEUR
Place de l'Ecole-de-Médecine.

1874

RECHERCHES SUR L'INFLAMMATION

DES

TROMPES UTÉRINES

ET SES CONSÉQUENCES

INTRODUCTION.

Les fonctions de l'ovaire, les rapports qui existent entre la menstruation et l'ovulation ont, dans le courant de ce siècle, attiré d'une manière spéciale l'attention des physiologistes ; et, par contre, les pathologistes, frappés des conséquences des maladies de l'ovaire, délaissèrent l'étude des affections des trompes auxquelles on n'accordait qu'une importance fonctionnelle secondaire.

Le rôle des trompes utérines est-il entièrement passif, et doit-il demeurer complètement effacé ?

L'inflammation des trompes est-elle fréquente ?

Quelles conséquences peut-elle entraîner à sa suite ?

Il nous suffit de recueillir les documents épars ayant trait à ces questions, et de les réunir en faisceaux pour montrer que la physiologie et la pathologie des trompes utérines présentent un champ peu exploré, mais qui, remué et cultivé, deviendra fertile.

Dans ces recherches, tout est encore indécis : nous ne comptons pas apporter une lumière bien vive; notre seul dessein est de poser quelques jalons pouvant servir de points de repère pour des études approfondies, de signaler chemin faisant les principaux desiderata qu'il importe de faire disparaître, et de provoquer de nouveaux travaux.

On ne peut donner comme meilleure preuve de l'incertitude qui règne sur cette partie de la pathologie que les variations et la diversité d'opinions souvent complètement opposées.

Quelques auteurs affirment que l'inflammation des trompes est fréquente, les autres la regardent comme exceptionnelle : les premiers s'appuient sur les rapports, la vascularisation des trompes et les conditions anatomiques de la muqueuse tubaire; les seconds ne veulent pas accorder à cette membrane les caractères d'une muqueuse véritable, et lui refusent toute prédisposition à l'inflammation.

Pour éviter une description fantaisiste, nous avons dû analyser ce qui a été écrit sur la physiologie des trompes et leur inflammation ; c'est dans les travaux de Coste, de Pouchet, de Raciborski et de Longet, dans les traités d'Aran, de Bernutz et Goupil, de Courty, dans les mémoires de Puech, de Siredey et de Voisin que nous avons trouvé les documents les plus précieux : nous leur ferons de nombreux emprunts.

Les recherches auxquelles nous nous sommes livré nous ont convaincu de la fréquence des inflammations tubaires. Examinant dans le cours de cette année près de 40 femmes mortes d'affections diverses, nous avons vu que les trompes utérines étaient souvent le siége d'altérations, alors même que les ovaires étaient sains; l'étude de leur structure, de leur vascularisation, de leur sécrétion et de leurs fonctions, nous donna la clef et l'explication de ce fait.

Nous énoncerons d'une manière aussi concise que possible le résultat de ces recherches, signalant les points qui demeurent obscurs. Pour éviter les longueurs et donner plus de clarté à l'exposition, nous plaçons à la fin de ce mémoire le résumé des observations dont la méditation nous a été particulièrement utile; nous ne reproduisons que celles dont l'autopsie donne une confirmation irrécusable aux faits que nous avançons.

Une première partie rappellera les faits anatomiques qui peuvent favoriser l'inflammation des trompes ou qui sont susceptibles d'être modifiés par elle; nous résumerons brièvement les fonctions de ces organes, dont on oublie trop volontiers les principaux caractères, et dont la perversion a un rôle marqué en pathologie.

Dans la deuxième partie, montrant le degré de fréquence de la salpingite, nous esquisserons à grands traits son anatomie pathologique, son étiologie, ses symptômes, son diagnostic, ses complications habituelles, renvoyant pour l'étude complète de ces divers points aux travaux mentionnés dans l'index bibliographique.

Enfin, dans un appendice, nous insisterons sur deux complications plus ou moins tardives des inflammations tubaires, complications très-graves, souvent fatales, sur lesquelles l'attention n'a pas encore été suffisamment portée.

Nous terminerons par le résumé des conseils que les médecins prudents indiquent pour éviter dans le traitement des affections utérines ces redoutables accidents.

CHAPITRE Ier.

Anatomie.

Les divers segments des trompes utérines diffèrent par leur structure, leur résistance, leur mobilité et leur vascularisation : aussi doivent-ils jouer un rôle variable et subir des modifications différentes dans l'inflammation.

Segment interne ou isthme. — Le segment interne, sorte d'isthme reliant la trompe proprement dite à l'utérus, présente beaucoup d'analogie avec le canal déférent : long de 3 centimètres environ, il est dur, inextensible; ses parois sont fermes, ne s'affaissent pas sur elles-mêmes et résistent à la compression des parties voisines. De plus, il n'est pas dilatable : ce n'est que dans des cas exceptionnels qu'il se laisse distendre alors que l'*ostium uterinum* est forcé. Souvent on voit le canal naturellement très étroit, fermé quelquefois par arrêt de développement, résultant de l'imperforation du conduit de Müller, primitivement plein ; mais d'ordinaire il est oblitéré par obstruction et engouement inflammatoire, ou par les progrès de l'âge.

Le calibre normal de cette portion du conduit tubaire est de 1 millimètre à 1 millimètre et demi ; cette étroitesse ne porte pas seulement, comme on a l'habitude de le dire, sur un point limité de la trompe ; le canal de l'isthme est uniformément étroit dans la première partie de son trajet ; ce n'est qu'au delà que le conduit se dilate souvent d'une façon brusque pour atteindre rapidement et successivement 3, 4, 5, 6 et 7 millimètres de diamètre, et constituer dans le corps même de la trompe une ampoule véritable.

L'orifice utérin n'est pas fermé par une valvule, mais quelques fibres musculaires circulaires forment un sphincter ébauché. Pendant la menstruation, alors que la cavité utérine se dilate, les angles supérieurs seuls de cette cavité se distendent, mais l'ostium reste fermé.

Les plis de la muqueuse par leur engrènement, du mucus épaissi, tendent à obturer l'orifice : dans quelques cas, nous avons vu des veines volumineuses, appartenant à l'utérus, lui former un anneau qui devait contribuer à le rétrécir.

Ces dispositions s'exagèrent dans l'inflammation, et ainsi s'expliquent anatomiquement l'extrême rareté du passage des liquides contenus dans l'utérus, vers les trompes, et même le passage difficile des produits de sécrétion de la trompe vers l'utérus.

L'obstacle provoqué par l'inflammation peut, à son tour, réagir sur elle, en empêchant les produits de sécrétion d'être déversés dans l'utérus. Ces produits, le plus souvent muqueux, quelquefois sanguinolents ou purulents, s'accumulant dans l'ampoule, exposent à des ruptures, ou tout au moins entretiennent l'irritation inflammatoire, qui aura une grande tendance à passer à l'état chronique.

Si l'on examine les trompes de femmes mortes au delà de la ménopause, on voit souvent le canal de l'isthme retréci dans une certaine étendue; une inflammation antérieure doit favoriser ce retrait du canal, mais on ne peut pas toujours lui rapporter cette modification.

Sur 13 femmes âgées, chez lesquelles les règles étaient supprimées depuis plusieurs années, nous avons rencontré cinq fois ce resserrement.

Trois fois il était double, et dans deux de ces cas, il nous a paru complet : la portion interne de la trompe était réduite à un mince cordon fibreux, et sur des sections transversales, même avec une forte loupe, nous ne pûmes apercevoir le moindre orifice.

Une fois, le rétrécissement coïncidait avec la présence d'un petit calcul du volume d'une tête d'épingle, enchâssé dans la muqueuse.

Une autre fois, en même temps que l'atrésie qui commençait à l'ostium, pour occuper une étendue de 1 centimètre et demi, existait sur la muqueuse utérine hypertrophiée un polype vasculaire du volume d'une noisette, bouchant cet orifice : l'utérus avait été le siége d'une métrite interne chronique.

Il se ferait donc chez les vieilles femmes, surtout chez celles qui étaient atteintes d'une métrite, un *resserrement graduel du canal de l'isthme* des trompes, analogue à celui qui a été décrit avec soin par M. Guyon pour l'orifice interne du col. Ce resserrement peut aboutir à une oblitération définitive. Il n'est pas nécessaire, pour l'expliquer, de supposer une inflammation vive ; mais la chute de l'épithélium est indispensable. On conçoit que des surfaces muqueuses, naturellement rapprochées, aient une tendance à se souder quand l'épithélium est tombé. L'inflammation serait assurément la condition la plus favorable à cette réunion, si les produits inflammatoires ne venaient d'une façon incessante franchir le passage. Quand, après la perte d'élasticité et de contractilité du corps de la trompe, celle-ci se laissera distendre, le liquide sécrété n'exerçant plus de pression active sur les parois du conduit de l'isthme, la soudure sera possible.

Segment moyen ; corps ou ampoule. — Le segment moyen de la trompe change assez brusquement de caractères; d'un calibre plus considérable, ses parois sont minces, extensibles et susceptibles d'être comprimées. Leur dilatation est d'abord retenue et empêchée par les fibres élastiques et musculaires qui entrent dans sa structure; mais qu'une accumulation de liquide, de mucus, de sang ou même qu'un corps solide (grossesse tubaire) se développent progressivement, l'ampoule naturelle qui existe en ce point se dilate et acquiert quelquefois des dimensions énormes. Si les tuniques sont enflammées, friables, ou si la distension est trop rapide, l'extensibilité ne pourra être indéfinie et la trompe se rompra. Quand le contenu augmente d'une façon lente et progressive, quand il se fait dans la trompe une simple irritation et non plus une inflammation vraie, peu à peu tout en se laissant distendre, les tuniques s'épaississent, s'hypertrophient, résistent et se développent à un point tel, que dans quelques cas, des kystes développés dans la trompe ont pu être pris pour des kystes de l'ovaire (1).

Segment externe; orifice abdominal et pavillon. — Il est curieux de remarquer que la trompe, munie de deux orifices, se dilate si facilement sans se désemplir : nous avons insisté sur l'obstruction et l'atrésie fréquente de l'ostium; les modifications qui surviennent à l'orifice abdominal ne sont pas moins intéressantes.

Tandis que le corps de la trompe est dilaté, là nous

(1) Dolbeau. Clinique chirurgicale, p. 163.

trouvons un rétrécissement relatif : l'orifice abdominal ne présente sur le cadavre qu'un diamètre de 3 à 5 millimètres ; on ne connaît pas bien sa structure et ses fonctions. Il offre quelquefois certaines analogies avec le pylore et rappelle, après insufflation, une sorte de diaphragme perforé. Sur le vivant, les fibres musculaires circulaires qui l'entourent et qui constituent, suivant M. Sappey, un sphincter réel, doivent contribuer à le fermer. Les plis marqués de la muqueuse peuvent, par leur adossement et leur engrènement, concourir au même but, et ne laisser comme voies de passage que de petites rigoles qui se continuent avec celles des franges du pavillon et avec les sillons placés entre les plis principaux de l'ampoule.

Chez les enfants et chez les jeunes filles, les franges du pavillon, d'après Huschke, ne sont pas étalées : « Chez les vierges, les franges sont généralement tournées les unes vers les autres, et les extérieures se placent entre les postérieures, à peu près comme les plis d'un jabot, et l'orifice abdominal est couvert par elles » (1).

Chez les multipares, les franges, sont, au contraire, déployées et lâches ; mais il serait intéressant de rechercher si chez elles le sphincter musculaire n'est pas plus marqué, et si la congestion surtout veineuse, qui tend à s'accuser de plus en plus en déterminant une turgescence des plis muqueux, n'a

(1) Huschke. Encyclopédie anatomique : splanchnologie, trad. par Jourdan.

pas quelque influence sur l'obturation de l'orifice abdominal. Dans l'inflammation des trompes, du moins, cette congestion existe et tend à en produire la fermeture.

L'oblitération congénitale de cet orifice n'est pas rare, et la trompe se termine alors en cul-de-sac ; il faut se garder de prendre pour une anomalie congénitale ce qui n'est que le résultat d'une inflammation. Celle-ci détermine facilement l'oblitération de l'orifice abdominal par des procédés divers.

Tantôt il y a une rétraction progressive au niveau de l'orifice, et si l'isthme est en même temps obstrué, du liquide s'accumule dans l'ampoule : peu à peu les franges sont attirées dans la cavité vers laquelle elles se retournent en doigt de gant ; à un moment donné, le pavillon a disparu et la trompe présente une extrémité comme sectionnée par le serre-nœud. Les franges ou plutôt leurs vestiges et les plis effacés incomplètement placés dès lors à l'intérieur, feront sous la pression du liquide office de valvules sur l'orifice abdominal, qui peut ne pas être complètement atrésié.

Souvent l'oblitération se produit par adhérence des franges entre elles ou avec les parties voisines.

Le pavillon est recouvert à sa face interne d'une muqueuse très vasculaire et tapissé à sa face externe par le péritoine qui, comme on le sait, a une grande tendance aux inflammations adhésives ; le pavillon est enduit d'un mucus plus ou moins visqueux qui détermine et facilite la coaptation avec les organes qu'il rencontre. Entre la congestion physiologique et l'inflammation, il n'y a qu'un pas à franchir. Aussi rencontre-t-on fréquemment des soudures des franges entre elles constituant quelquefois des pavillons surnuméraires. Les franges s'unissent tantôt par leur sommet, tantôt par leurs bords. « Si deux franges voisines s'unissent par leur sommet, elles circonscrivent un orifice. Si l'union a lieu entre deux franges diamétralement opposées, il en résulte une sorte de pont membraneux, très-long et ordinairement aussi très-étroit. Si plusieurs franges d'un côté s'unissent à plusieurs franges du côté opposé, ce pont sera assez large pour recouvrir l'orifice abdominal de la trompe, et jouera alors le rôle d'un *obturateur* au moment où le pavillon s'applique à l'ovaire. » (1).

Le pavillon adhère quelquefois aux parois du bassin, au rectum, à l'S iliaque, rarement à la vessie : « Ne pouvant plus s'appliquer alors à la surface de la glande au moment de la ponte, l'ovule s'égare dans l'interstice des organes voisins et ne tarde pas à se détruire, ou bien à se greffer sur l'un d'eux. Dans ce dernier cas, il s'altère presque toujours; le germe qu'il contenait disparaît; un liquide transparent le remplace, et à l'ovule succède un kyste. Chez les femmes dont le pavillon est ainsi immobilisé par des adhérences, ces kystes se montrent sur la partie postérieure du corps de l'oviducte, sur la partie correspondante du pavillon, sur la face postérieure de l'ai-

(1) Sappey. Anatomie descriptive, t. IV, p. 710.

leron de la trompe, sur tous les points, en un mot, qui se trouvent immédiatement en contact avec l'ovaire, et seulement sur ces points. Il n'est pas rare d'observer sur les parties qui entourent la glande dix, quinze, vingt de ces kystes *ovulaires*, et même un plus grand nombre. En se multipliant, ils forment des chapelets, ou bien çà et là de petits groupes. Leur volume varie, le plus ordinairement, de celui d'un grain de millet à celui d'un pois. On ne voit aucune trace de vaisseaux sur leurs parois. Sous ce point de vue, ils diffèrent beaucoup des kystes consécutifs à une altération du corps de Rosenmüller, et des vésicules ovariennes, remarquables, au contraire, par leur grande vascularité et par le volume plus considérable qu'ils peuvent atteindre. » (1).

Le plus souvent, le pavillon reste appliqué à l'ovaire, en raison même de sa direction naturelle et de son adaptation plus ou moins prolongée sur cet organe. Dans ce cas la trompe change complètement d'aspect : le canal ordinairement dilaté aboutit à une sorte de cul-de-sac au fond duquel on rencontre la surface de l'ovaire obturant complètement le conduit : on ne retrouve alors ni franges, ni pavillon, ni sphincter correspondant à l'ancien orifice abdominal. Dans ce cas il peut ne pas y avoir stérilité et cette disposition rappelle ce que l'on rencontre chez quelques animaux : chez eux, l'ovaire se trouve au fond du conduit de la trompe qui l'enveloppe et fait corps avec lui.

(1) Sappey. Anatomie descriptive, t. IV, p. 709.

Dans certains *kystes tubo-ovariens*, qui sont probablement le résultat d'une inflammation latente, on retrouve cette anomalie : l'ovaire kystique proémine dans le conduit de la trompe, également distendu par du liquide.

En raison même de la fréquence de ces inflammations adhésives, l'orifice abdominal est plus souvent oblitéré que l'orifice utérin qui lui ne serait qu'obstrué : « La petite ouverture par laquelle la trompe de Fallope communique avec la cavité de la matrice se trouve effacée quelquefois, dit Baillie, mais pas si souvent que celle de l'autre extrémité. » (1).

Ainsi s'explique l'existence, rare il est vrai, mais vérifiée par plusieurs auteurs, de l'affection désignée sous le nom d'*hydropisie profluente* de la trompe. Pendant un certain temps, du liquide s'accumule dans la trompe oblitérée à son orifice abdominal : une tumeur fluctuante apparaît et se développe dans une des fosses iliaques, et, à un moment donné, soit sous l'influence d'une pression extérieure, soit par le seul fait de l'exagération de tension, le liquide sort par l'ostium uterinum, traverse la cavité utérine, et de là est émis au dehors : la poche se vide pour se remplir à nouveau et donner, à des intervalles variables, naissance aux mêmes symptômes.

On a signalé quelques cas d'ascite dans lesquels la sérosité péritonéale s'est échappée à la faveur de

(1) Baillie. Traité d'anatomie pathologique, 1803. Traduction par Ferrall.

l'orifice abdominal des trompes par les parties génitales externes. On doit regarder ces faits comme exceptionnels; et peut-être avait on pris pour une ascite quelques-uns de ces kystes tubaires ou tubo-ovariens qui, après avoir acquis un volume énorme, se sont vidés dans l'utérus. Le doute est permis sur cette question, et, comme le dit M. Sappey, il n'est pas encore bien démontré que la trompe ait pu contenir jusqu'à 110 et 115 litres de liquide, ainsi que l'avancent quelques auteurs cités par Haller.

De la muqueuse tubaire. — Il n'est pas encore bien établi si cette muqueuse se poursuit par une transition insensible ou brusque avec la muqueuse utérine et avec le péritoine. Henle a trouvé au côté externe des franges des cylindres vibratiles cilifères, qui peu à peu deviennent plus petits et passent à la forme des cellules plates du péritoine; de même la différence entre la muqueuse utérine et la muqueuse de l'isthme de la trompe est plus apparente que réelle : si la première est rosée et la seconde pâle, cela tient exclusivement à une différence de vascularisation, mais sur toutes deux l'épithélium est semblable, cylindrique et à cils vibratiles.

Dans la portion externe de la trompe, surtout vers le pavillon, la muqueuse tubaire redevient vasculaire et rosée; pour quelques auteurs (Hennig), elle posséderait des glandes assez volumineuses, souvent composées, dont les orifices aboutiraient au fond des sillons creusés entre les plis muqueux. Portal admettait l'existence de ces glandes : « Les trompes sont, dit-il, presque toujours remplies d'une humeur qui découle de quelques lacunes, follicules ou glandes, qu'il est difficile d'apercevoir dans l'état naturel, mais que des maladies rendent beaucoup plus apparentes. » (1).

Bowman les a aussi rencontrées. Leydig les a vues chez quelques animaux ; Kölliker n'a pu les découvrir.

Il est possible que ces glandes ne soient pas bien appréciables dans tout le cours de la vie de la femme, elles paraissent d'ailleurs s'altérer promptement et subir facilement la dégénérescence graisseuse (Hennig).

Toujours est-il que la muqueuse de l'ampoule et du pavillon est le siége d'une sécrétion active et se trouve par là même susceptible de s'enflammer. « On trouve, dit Virchow, dans le liquide, beaucoup de parties cellulaires, notamment des corpuscules muqueux arrondis, *car les trompes sécrètent en tout temps beaucoup de matériaux cellulaires.* Si cet état se prolonge, il se complique presque toujours d'hémorrhagie, et il se forme une hydropisie sanguinolente de la trompe. » (2).

Le liquide sécrété par les trompes offre habituellement une réaction alcaline, quelquefois il est neutre ; dans les inflammations aiguës, il peut, d'après Hennig, devenir acide. Cet auteur attache une

(1) Portal. Anatomie médicale, 1804.

(2) Virchow. Pathologie des tumeurs, t. I, p. 258.

certaine importance à ce fait, la conception n'étant possible que quand les spermatozoïdes ont à traverser un milieu alcalin.

Malgré sa continuité avec le péritoine, l'inflammation de la muqueuse tubaire, rarement primitive, ne paraît pas succéder d'ordinaire à une inflammation de cette membrane; de même elle succède rarement à une inflammation de l'ovaire, du rectum ou des autres organes voisins. Quand ces derniers sont enflammés, des adhérences se forment rapidement à l'extrémité du pavillon et limitent l'inflammation. Le plus souvent l'inflammation de la trompe est due à une propagation de l'inflammation de la muqueuse utérine.

En raison de la faible vascularisation et du peu de développement de la muqueuse de l'isthme, à cause de l'adhérence intime qu'elle présente avec le tissu sous-jacent, l'inflammation ne fait que passer sur elle et court vers une muqueuse plus étendue, plus épaisse, plus vasculaire et ayant un rôle plus actif.

L'ampoule et le pavillon, dont les plis nombreux multiplient la surface, où se produisent des congestions répétées, où se font une exhalation et une sécrétion provoquées par l'activité génitale, la menstruation, l'ovulation et la grossesse : cette portion de la trompe paraît être le siége exclusif de l'inflammation. Il ne faut pas, avec quelques auteurs, en tirer comme conclusion, que l'inflammation est limitée au pavillon et au tiers externe de la trompe, parce qu'elle a succédé à une péritonite. Quand elle est la propagation d'une métrite, on peut ne pas rencontrer d'inflammation de l'isthme, car en ce point, elle est habituellement superficielle et fugitive.

Quand la muqueuse du pavillon et des trompes est saine, l'ovule est facilement dirigé à travers la trompe. Mais si l'épithélium tombe, si les plis de la muqueuse sont effacés, ou écartés les uns des autres, l'ovule sera plus difficilement saisi, et sa marche sera entravée.

Vaisseaux des trompes. — Il importe d'insister sur leur disposition, quelques pathologistes s'appuyant sur la faible vascularisation des trompes, pour nier la possibilité et la fréquence de l'inflammation ou des hémorrhagies tubaires.

Les trompes, surtout au niveau du pavillon, sont très-vasculaires; il suffit de regarder la face interne des franges, même à l'état sain, pour y reconnaître une teinte rosée chez la jeune fille, une teinte plus sombre, quelquefois violacée chez la femme. Chez cette dernière, les veines deviennent plus volumineuses, surtout dans le cas de gêne de la circulation ou de congestion inflammatoire : la répétition de la menstruation, de la conception et de la grossesse augmente la vascularisation.

Le réseau vasculaire de la muqueuse du pavillon est presque aussi riche que le réseau de la muqueuse utérine. Dans l'ampoule, la muqueuse présente une coloration moins rosée tirant sur le gris. A la loupe, on aperçoit quelques traînées vasculaires parcourant les plis principaux; sur la muqueuse de l'isthme qui est blanchâtre, on n'en rencontre plus.

Si l'on examine par transparence l'aileron moyen des ligaments larges, on voit très-facilement, surtout si on a eu soin de lier les vaisseaux utéro-ovariens, la disposition des vaisseaux destinés aux trompes. Les veines sont toujours chez l'adulte plus développées et plus apparentes.

Les veines tubaires convergent toutes vers les veines utéro-ovariennes en avant du lit vasculaire sur lequel repose l'ovaire. Les branches venues de la portion externe de la trompe au voisinage du pavillon sont au nombre de quatre ou cinq étalées en éventail : l'une d'elles plus volumineuse et largement anastomosée avec ses voisines, mérite le nom de *veine du pavillon*.

Du segment moyen, ou ampoule de la trompe, descend verticalement en bas une branche importante. Du segment utérin ou isthme part une branche peu volumineuse dirigée de haut en bas, et de dedans en dehors.

Ces veines ne viennent pas directement de la trompe, elles partent d'une série d'*arcades anastomotiques* placées au-dessous du bord adhérent et constituant un véritable *sinus longitudinal* (Voisin). Ce sinus les relie d'une part entre elles et de plus avec les branches utérines.

Les branches tubaires proprement dites, rameaux primitifs très-petits et à peine visibles, si ce n'est sur le pavillon, s'anastomosent sur le bord supérieur libre des trompes, placées immédiatement sous le péritoine; puis ils parcourent les faces antérieure ou postérieure et aboutissent aux arcades du bord adhérent. Cette disposition ne rappelle-t-elle pas celle des vaisseaux de l'intestin?

Les artères affectent une direction analogue; moins volumineuses que les veines, elle sont, comme elles, d'autant plus nombreuses et plus importantes qu'elles se rapprochent plus du pavillon. Toutes hélicines, elles ne fournissent pas dans l'épaisseur du ligament large de rameaux volumineux avant d'avoir atteint le bord adhérent des trompes.

L'*artère du pavillon* seule se subdivise rapidement. Béraud avait déjà noté sa distribution remarquable. « Au fond de chaque pli formé par le pavillon, on voit naître des ramuscules qui s'étalent, s'anastomosent entre eux à l'instar des artères mésentériques, et couvrent de leurs divisions les franges du pavillon. Quant au mode de terminaison de ces vaisseaux dans la muqueuse des trompes, nous voyons un réseau extrêmement serré et des touffes vasculaires surtout veineuses : on ne saurait mieux comparer cette muqueuse qu'à celle de l'intestin. » (1).

Les veines tubaires peuvent être enflammées surtout dans le cours d'affections puerpérales; on rencontre assez souvent des phlébolites vestiges de ces inflammations. Cependant l'ovaire, placé entre elles et les autres veines du ligament large, primitive-

(1) A. Voisin. De l'hématocèle retro-utérine, 1860, p. 37.

ment atteintes dans le cas de phlébite utérine, s'empare plus volontiers de l'inflammation ; et l'on sait que d'ordinaire l'ovarite puerpérale succède à la phlébite utérine (Hervieux), tandis que la salpingite consécutive à cette phlébite serait plus rare.

Dans les cas de phlébite, les branches tubaires proprement dites forment quelquefois des anneaux indurés divisant les trompes en plusieurs segments pouvant contenir du pus.

Les vaisseaux lymphatiques des trompes sont également importants ; mais leur distribution n'est pas identiquement la même que celle des vaisseaux sanguins ; plus superficiels et placés immédiatement sous le péritoine, leur inflammation doit facilement se propager à cette membrane. Ils sont plus nombreux et plus volumineux vers l'angle de l'utérus au niveau de l'insertion de la trompe. Ils sont très-souvent affectés dans le cas de lymphangite utérine, et l'on doit éviter de prendre pour une inflammation du canal de l'isthme des abcès lymphatiques longeant le bord inférieur de la trompe. Quelquefois ces abcès sont si rapprochés du conduit, qu'ils finissent par y verser leur contenu. Cette circonstance explique la possibilité de la propagation de l'inflammation utérine aux trompes par l'intermédiaire des lymphatiques ; et je ne serais pas éloigné de penser que la salpingite puerpérale soit plus fréquemment la conséquence d'une lymphangite que d'une phlébite. Sur neuf autopsies de femmes mortes d'accidents puerpéraux, nous avons trouvé : deux fois la phlébite utérine avec des trompes saines, mais des ovaires volumineux, friables, très-enflammés; trois fois la lymphangite avec des trompes contenant du pus et des ovaires à peine altérés. De même sur huit observations de lymphangite utérine, publiées par L. Championnière, on remarque que dans deux la suppuration des trompes est notée.

On ne connaît pas l'origine des lymphatiques des trompes; peut-être ces organes contiennent-ils de nombreux éléments lymphoïdes. L'étude plus approfondie de la vascularisation et des origines lymphatiques de la muqueuse tubaire, donnera sans doute la raison de la fréquence des salpingites caséeuses chez les scrofuleux et les tuberculeux.

Nerfs des trompes. — Les plexus nerveux destinés aux trompes n'ont pas été spécialement étudiés; ils sont reliés aux plexus hypogastrique et ovarique, indirectement au système du grand sympathique et cérébro-spinal. Ils doivent exercer un rôle important dans la physiologie et la pathologie. Ils contribuent certainement avec les vaisseaux à établir cette synergie qui relie l'utérus, les ovaires et les trompes; ils ne sont pas étrangers à quelques troubles fonctionnels et à certains accidents qui peuvent violemment éclater dans l'inflammation des oviductes. C'est par leur intermédiaire que peuvent se développer ces douleurs, ces névralgies, ces troubles sympathiques des fonctions de l'intestin, des reins et de la vessie, ces symptômes de péritonitisme et d'hystéricisme que l'on peut observer dans les affections des trompes comme on les voit survenir dans les maladies de l'utérus et de l'ovaire. Mais comme nous ne pourrions à leur sujet émettre que des hypothèses, nous préférons nous abstenir. Toutefois les liaisons nerveuses qui unissent et associent les diverses parties de l'appareil génital permettent de comprendre comment une excitation partie d'un point quelconque de cet appareil détermine, dans quelques cas, une contraction exagérée des trompes, et provoque une péritonite suraiguë dans des faits de tubite purulente. Le contenu des trompes enflammées est alors, en quelque sorte, exprimé vers la cavité péritonéale ; ou bien si les tuniques de ces organes sont profondément altérées le pus s'échappe à travers une perforation et une rupture des parois.

PHYSIOLOGIE.

Le rôle physiologique des trompes a été généralement délaissé, et, cependant, il ne serait pas inutile d'en faire un tableau succinct pour mieux connaître les modifications que l'inflammation doit apporter à leurs fonctions.

Dans l'adaptation sur l'ovaire la trompe est-elle complètement passive? — Flourens s'appuyant sur les observations d'Harvey, d'Haller et sur les siennes, affirme l'existence d'un tissu érectile marqué surtout au pavillon, et il admet l'érection de la trompe : « Sur le cadavre, dit-il, on voit les fines injections poussées dans ce tissu érectile opérer un mouvement de redressement de la trompe sur l'ovaire. La laciniure du pavillon frangé, qui adhère à l'organe, limite la sphère d'action de la trompe et facilite encore cette application si variable pour son époque et sa durée. » (1).

Flourens aurait même observé *de visu* sur des animaux après la copulation cette turgescence, cette érection, ce spasme, en vertu desquels la trompe « se redresse et s'applique d'une manière intime à l'ovaire, pour établir la continuité du canal avec cet organe et faciliter avec certitude la double transmission du sperme vers la vésicule et de l'œuf fécondé vers la matrice. » (1)

Rouget nie d'une façon formelle la possibilité de cette érection ; sous l'influence des injections même les plus fines, la trompe ne changerait ni de forme, ni de volume et ne serait le siége d'aucun mouvement.

Il est difficile de concilier ces opinions diamétralement opposées ; nous pensons que pour trancher la question d'une façon définitive, il faut s'appuyer sur de nouvelles recherches.

Il est permis d'adresser aux expériences de Rouget l'objection suivante : Les injections ne produisent qu'une turgescence passive et non pas une érection vraie. On ne peut sur le cadavre faire intervenir des éléments capables de remplacer et la

(1) Flourens. Cours sur la génération, recueilli par Deschamps, 1836, p. 99.

dilatation active des vaisseaux (Schiff) ou leur contraction péristaltique (Legros), et l'effet produit par la tonicité des trabécules musculaires qui soutiennent ces vaisseaux.

Nous sommes disposé à accorder à la trompe une certaine érectilité qui, secondée par les autres puissances sur lesquelles M. Rouget a justement insisté, produirait une adaptation plus intime. Les franges gonflées, turgides se redressent, s'accolent par leurs bords, constituent une série de demi-gouttières convergeant toutes vers un même orifice, et, grâce à leur développement, embrassent plus étroitement la presque totalité de l'ovaire qui s'élève vers elles. Dans cet acte le rôle des fibres musculaires des ligaments tubo-ovarien et utéro-ovarien et du ligament large est assurément le plus important; mais il ne faut pas cependant regarder la trompe comme purement passive.

Pendant l'adaptation, cet organe devient le siége de contractions énergiques et de mouvements de préhension qui ont pour but de saisir l'œuf et de le faire cheminer avec l'aide des cils vibratiles dans l'oviducte : « En même temps que la vésicule de Graaf arrive à maturité, le pavillon de la trompe se dresse, embrasse l'ovaire et en lèche pour ainsi dire la surface à l'aide des contractions, dont la trompe tout entière et les franges mêmes du pavillon deviennent le siége. Quand la vésicule se rompt, l'œuf est donc recueilli immédiatement par l'extrémité de l'oviducte, puis ce tube devient le siége de contractions lentes, péristaltiques, semblables à celles de l'intestin et se dirigeant de l'ovaire vers la matrice où elles finissent par amener l'ovule. » (Longet.)

La trompe est-elle le siège d'une exhalation sanguine? — Pendant la menstruation l'application du pavillon sur l'ovaire dure un certain temps : elle se trouve quelquefois maintenue par une sorte de membrane très-fine partant des franges congestionnées et enduites d'un mucus visqueux pour s'étendre de tous côtés sur l'ovaire (1). Cette membrane tubulée qui continue le pavillon circonscrit un espace cylindrique, et constitue un canal qui met l'ovaire et la trompe en communication plus ou moins persistante. A l'époque menstruelle, ce canal et le pavillon lui-même dilaté contiennent du sang; dans le même temps le reste de la trompe est rempli de mucosités sanguinolentes : « Nous n'avons jamais manqué, dit Raciborski, de trouver du sang dans le conduit des trompes au moment des règles. » Lee et Pouchet ont également démontré, d'une façon définitive, cette transsudation tubaire cataméniale. Elle est assurément moins abondante que celle qui se fait par la muqueuse utérine; elle peut quelquefois être absente, mais elle est habituelle. Rarement on rencontre du sang pur dans le pavillon, le plus souvent c'est un liquide albumineux légèrement rosé dans lequel les globules sanguins sont en quantité restreinte : les globules muqueux et les cellules épi-

(1) J.-E. Panck, cité par Bernutz, t. I, p. 2.

théliales déformées et translucides dominent. Mais quand la congestion du pavillon est intense, le liquide devient plus riche en globules sanguins et se rapproche du sang menstruel.

Ce sang trouvé dans le pavillon est exhalé par la surface muqueuse et ne provient pas de l'ovaire. Il se fait, il est vrai, au moment voisin de la déhiscence de l'ovule dans l'intérieur des vésicules de Graaf un épanchement de sang qui finit par remplir la cavité et pousse l'ovule vers la surface; mais cet épanchement, qui facilite l'expulsion de l'œuf, est progressif; il a lieu avant la solution de continuité, et, au moment même de la déhiscence, il est déjà pris en caillot remplissant totalement la poche vésiculaire à l'instar d'un bouchon (Raciborski).

Avec Coste, nous admettons que la *trompe n'est pas destinée à transporter le sang de l'ovaire qui, normalement, n'en laisse pas échapper*, le caillot obturateur du follicule restant fixé sur lui; son rôle se réduit à celui d'oviducte.

Arrivé dans le pavillon de la trompe, l'ovule, fécondé ou non, s'entoure d'une couche transparente d'albumine qui augmente d'épaisseur et devient plus visqueuse au fur et à mesure qu'il progresse. Cette espèce de vernis protecteur rend la fécondation, si elle n'a pas eu lieu à la surface de l'ovaire, difficile dans le pavillon, impossible dans le corps de la trompe.

L'œuf entouré de ce liquide adhère aux parois : il serait difficilement mobilisé, si les contractions vermiculaires de la trompe ne venaient déterminer sa progression. Les cils vibratiles qui se meuvent de dehors en dedans ont pour effet de déterminer le sens de cette marche de l'ovule. Quant aux replis muqueux, ils multiplient les surfaces tapissées de cils vibratiles, et ils forment des rigoles capillaires dans lesquelles les cils de cellules opposées, mais voisines, peuvent coaliser leurs efforts : « L'ovule, dit M. Sappey, se trouve, pour ainsi dire, suspendu entre tous les cils qui convergent vers l'axe du canal. Leur influence sur la progression de l'ovule est grande, dès qu'ils arrivent au contact de ceux-ci, ils sont entraînés comme s'ils tombaient dans un courant. » (1).

Tant que dure le passage de l'ovule la trompe demeure très-vasculaire et, *s'il y a eu conception, la muqueuse tubaire s'hypertrophie.*

On admet généralement que l'ovaire ne prend pas part à l'excès de nutrition et de développement dont la matrice est le siége pendant la grossesse : on dit qu'il sommeille durant cette période. Quant aux trompes utérines, participent-elles à l'hypertrophie de l'utérus? Cette question ne paraît pas avoir beaucoup intéressé les observateurs et il existe trop peu de faits précis pour qu'il soit possible d'émettre une opinion arrêtée. Cependant, si l'on juge par analogie, on doit penser que la trompe et surtout la muqueuse tubaire se modifient pendant la grossesse.

(1) Sappey. Anatomie descriptive, t. IV, p. 713.

Dans le cas de grossesse tubaire ces changements sont à leur maximum. De même que dans les faits de grossesse extra-utérine, l'utérus subit des modications, moins prononcées il est vrai, mais analogues à celles dont il est le siége quand il est gravide; de même, dans une grossesse normale la trompe doit se vasculariser, s'hypertrophier et devenir le siége d'une sécrétion plus active. Raciborski admet cette hypertrophie de la muqueuse des trompes; et dans un avortement précoce on en aurait la preuve manifeste. Cette muqueuse a pu se décoller et s'échapper en même temps que la caduque utérine avec laquelle elle se continue. « Aussi, en examinant les sacs triangulaires formés par la caduque utérine, on ne manque presque jamais de trouver aux angles supérieurs, près des *ostia uterina*, un petit appendice filiforme ayant la couleur et la même consistance que le corps de la poche. Ce sont des portions de la *caduque tubaire* qui s'est rompue sous le poids de la caduque utérine. » (1).

Ne voit-on pas de suite quel intérêt ces faits présentent pour la pathologie; ils sont une preuve de plus de l'intimité, de l'union anatomique et fonctionnelle des muqueuses utérine et tubaire, et ils nous forcent à admettre que les mêmes circonstances, favorisant l'inflammation de l'une, agiront également sur l'autre; quand la première sera affectée, la seconde deviendra presque fatalement malade et réciproquement.

(1) Raciborski. Traité de la menstruation, 1868, p. 162.

L'existence d'une caduque tubaire étant bien avérée on doit songer à la possibilité d'une inflammation tubaire périodique. Si l'on se rappelle la presque identité qui existe entre la caduque d'avortement et la muqueuse utérine exfoliée dans le cours d'une dysménorrhée membraneuse, on sera porté à penser qu'il peut aussi se faire pendant une menstruation douloureuse une sorte d'exfoliation de la muqueuse tubaire causant un obstacle au cours du sang menstruel, et exagérant par là même les symptômes pénibles; on ne sera pas étonné de voir coexister avec cette inflammation spéciale de la muqueuse utérine une inflammation semblable de la muqueuse tubaire.

CHAPITRE II.

Pathologie.

FRÉQUENCE DE L'INFLAMMATION DES TROMPES.

« Revêtue comme elle l'est d'une membrane muqueuse à l'intérieur et d'une membrane séreuse à l'extérieur, pourvue de nombreux vaisseaux, la trompe utérine est certainement dans les conditions les plus favorables pour être le siége d'une inflammation; et sa libre continuité avec le péritoine pelvien d'une part, avec la muqueuse utérine de l'autre, ajoute à la facilité avec laquelle cette inflammation peut se développer. Il est donc bien surprenant que jusqu'ici on ait accordé une si faible attention à l'inflammation de la trompe. Peut-être cela tient-il à ce que dans les nécropsies, on n'examine pas toujours avec assez de soin l'utérus et ses annexes, à ce que les médecins par conséquent sont loin de soupçonner la fréquence de cette inflammation. » (1).

Ce que disait Aran, il y a quinze ans, est encore vrai aujourd'hui, et si cette affection est mal connue, indéterminée, cela ne tient pas à sa rareté mais à l'obscurité de ses signes. Elle n'est presque jamais isolée et coexiste habituellement avec une métrite interne. Bien qu'elle puisse dans un certain nombre de cas ne pas se compliquer de péritonite pelvienne et d'ovarite, souvent on a à traiter une affection complexe tantôt latente, tantôt s'annonçant avec éclat par les signes de péritonite qui dominent la scène et couvrent la lésion primitive qui lui a donné naissance.

Presque toujours, nous ne saurions trop le répéter, *l'inflammation de la trompe accompagne la métrite interne;* elles jouent l'une par rapport à l'autre le rôle d'épine entretenant l'irritation et prédisposant l'inflammation à la chronicité. Aussi, préoccupé par les symptômes de la métrite plus nets, plus apparents, on croit avoir affaire à une maladie isolée, circonscrite et l'on ne s'aperçoit de la complexité de l'affection que quand les soins échouent, ou quand un traitement local trop irritant vient donner naissance à des accidents.

(1) Aran. Leçons cliniques sur les maladies de l'utérus, p. 625.

L'inflammation des trompes qui affecte d'ordinaire une marche chronique et latente veut être cherchée avec soin. Elle se développe le plus souvent à la suite de couches laborieuses ou après un avortement; aussi dès qu'une femme aura été soumise à ces épreuves et présentera les symptômes d'une métrite interne, il faudra songer de suite à l'existence probable d'une salpingite. Boivin et Dugès étaient tellement convaincus de la fréquence de cette complication post-puerpérale, qu'ils conseillaient pendant les suites de couches d'agir d'une façon préventive, en appliquant vers l'hypogastre et vers les aines, dès l'apparition de la moindre douleur, l'action des émollients et des autres antiphlogistiques (sangsues, ventouses...).

Bernutz et Goupil ont établi dans leur ouvrage la fréquence de la pelvipéritonite. Or, dans presque toutes les observations avec autopsie, nous voyons, comme lésion essentielle, point de départ certain de l'inflammation du péritoine du petit bassin, une inflammation accusée des trompes. Dans quelques cas les ovaires sont altérés; mais le plus souvent leur coque seule est épaissie, tandis que les trompes sont gorgées de pus. Le véritable élément constituant de ce qu'on appelle inflammation péri-utérine (Aran), périmétrite (Siredey), pelvipéritonite (Bernutz), c'est l'altération des annexes de l'utérus et en particulier de la trompe; c'est de l'ovaire ou de la trompe que part la première traînée inflammatoire (Aran).

Siredey tend à accorder à l'ovarite le rôle principal, il ne nie pas la fréquence de la salpingite, mais il pense que l'inflammation de la trompe est toujours proportionnelle à l'inflammation de l'ovaire. Cependant, même dans la plupart des observations développées dans sa thèse, les lésions de la trompe paraissent plus accusées que celles de l'ovaire; et l'on se demande pourquoi l'observation V, par exemple, est intitulée : *Périmétrite ancienne; ovarite*, alors que les ovaires sont à peine altérés et que les deux trompes contiennent du pus.

On ne peut dire avec H. Bennett que l'absence d'une membrane muqueuse dans les ovaires réduit leur pathologie presque à néant. L'ovarite existe, mais on en a certainement exagéré la fréquence : bien souvent les symptômes ovariques qui se montrent dans le cours d'une métrite sont dus à des congestions passagères, et si on traite les lésions utérines, les symptômes ovariques tombent d'eux-mêmes. La douleur ovarique, l'irritation ovarienne se rencontrent plus souvent que l'ovarite vraie. Doit-on admettre sans conteste les ovarites aménorrhéique, dysménorrhéique et ménorrhagique signalées par Tilt? De l'aveu même de M. Gallard, la fréquence de l'ovarite aurait été exagérée par Lisfranc, par Boivin et Dugès, et par M. Chéreau. Il ne faut pas toujours rapporter à l'inflammation les troubles de l'ovulation; si l'on rencontre une exagération légère d'un travail physiologique, et, à l'autopsie, de petits épanchements sanguins dans l'ovaire ou un épaississement de la tunique fibreuse, on ne peut pas dire qu'il y ait eu ovarite. *L'ovarite vraie en dehors de l'état puerpéral est très-rare*, et pour en décrire l'anatomie pathologique, les auteurs ont dû prendre comme type l'ovarite puerpérale alors que les lésions sont toujours complexes : dans ce cas l'ovarite succède d'ordinaire à une phlébite utérine (Hervieux).

Dans le cours d'une métrite interne ou d'une inflammation catarrhale plus ou moins généralisée des voies génitales, quelle que soit sa cause, l'inflammation affecte volontiers la muqueuse des trompes (Scanzoni) et constitue un foyer de périmétrite.

Sur 103 cas de catarrhe des voies génitales observés par Hennig, 44 fois la muqueuse des trompes, 31 fois la muqueuse du corps de la matrice, 43 fois celle du col, 27 fois le vagin étaient affectés.

Cette proportion donnée par Hennig demande une confirmation, car il ne faut pas rattacher à l'inflammation des trompes une simple exagération de sécrétion avec une modification légère de l'épithélium de la muqueuse.

Quoi qu'il en soit, *la salpingite existe souvent* et mérite d'être étudiée. Prévenu de sa fréquence et connaissant les circonstances dans lesquelles elle se développe, l'on devra chercher à la surprendre dans ses moindres manifestations. On ne doit pas négliger une affection qui, abandonnée à elle-même, se compliquera sûrement de pelvipéritonite.

ANATOMIE PATHOLOGIQUE.

Les lésions de la salpingite sont très-variables et offrent plusieurs degrés : tantôt les caractères anatomiques de la trompe sont simplement exagérés : elle est devenue plus flexueuse, plus vasculaire, l'isthme est plus ferme, induré; l'ampoule est dilatée par du mucus quelquefois transparent, souvent sanguinolent, ou par un liquide trouble, lactescent, sorte d'émulsion dans laquelle on ne trouve au microscope que des gouttelettes graisseuses, des globules muqueux, et des cellules épithéliales déformées. Les franges offrent une teinte quelquefois d'un rouge vif, habituellement violacée; elles sont épaissies et infiltrées de sérosité. Le pavillon semble étalé, renversé en dehors; l'orifice abdominal comblé par la turgescence de la muqueuse est à peine visible. Les plis congestionnés s'accusent davantage et tendent à fermer l'*ostium uterinum* souvent obstrué par du mucus épaissi. Cet état se remarque surtout dans les autopsies de femmes mortes pendant la grossesse ou peu de temps après l'accouchement; il est une transition entre la congestion et l'inflammation. Celle-ci peut-être simplementadhésive ou suppurative et on voit quelquefois sur un même sujet l'une et l'autre de ces formes. La salpingite est habituellement double; l'une des trompes renferme du pus et l'autre ne présente que quelques adhérences avec les parties voisines.

Nous avons insisté sur le siége de ces adhérences en traitant de l'anatomie; nous ne pensons pas devoir revenir sur leur description; nous rappellerons seulement que si elles ont une tendance à limiter et à isoler l'inflammation de la trompe, elles apportent une gêne notable à l'ovulation: elles déterminent un épaississement de l'albuginée de l'ovaire, qui devenue plus résistante ne se laisse pas distendre; la déhiscence de l'ovule se trouve empêchée.

Ces adhérences enveloppent quelquefois le rectum ou l'S iliaque, gênent les fonctions de l'intestin et deviennent dans des cas heureusement rares la cause d'engouement ou même d'étranglement. Par leur rétraction progressive ces adhérences déterminent encore des déviations utérines et en particulier des rétro ou des latéro-flexions. Peuvent-elles se laisser distendre et se relâcher? On ne doit pas trop compter sur cette élongation : bien que dans quelques cas le fait d'une grossesse heureuse ait paru modifier avantageusement les conséquences d'une périmétrite antérieure, n'oublions pas que ces adhérences bridant l'utérus et comprimant son développement sont devenues parfois la cause d'avortement.

Les adhérences fixent les trompes dans le cul-de-sac recto-utérin après avoir exagéré leur direction naturelle : il n'est pas rare de rencontrer les deux trompes collées et appliquées par leur pavillon à la face postérieure de l'utérus. Il est difficile de les reconnaître de suite à moins que leur cavité ne soit distendue par du pus. Quelqufois le cul-de-sac recto-utérin a complètement disparu, et le rectum, l'S iliaque, les ovaires, les trompes et la face postérieure de l'utérus sont réunis d'une manière presque indissoluble; dans ces cas, les brides ont pu constituer des loges remplies de sérosité ou de pus, mais après une dissection minutieuse, on retrouve les trompes profondément modifiées, et les altérations de la muqueuse témoignent d'une affection de longue durée, cause première de cet ensemble pathologique qui constitue la pelvipéritonite.

Dans d'autres cas le péritoine semble peu réagir dans le cours de l'inflammation tubaire, et on a rencontré des trompes pleines de pus, ayant acquis le volume d'un œuf, tombées en quelque sorte sous leur propre poids, en arrière de l'utérus, sans que des accidents de péritonite se soient déclarés. Quand les deux trompes sont ainsi distendues, elles revêtent la forme de deux poires attachées aux angles de l'utérus et pendant sur ses faces postéro-latérales. Ces poches purulentes se soudent quelquefois au rectum dans lequel, après ulcération, elles déversent leur contenu.

Nous avons cherché à expliquer les divers modes de fermeture de l'orifice abdominal; nous avons dit comment du liquide renfermé dans la cavité de la trompe avait peu de tendance à se vider dans la cavité péritonéale. Cependant il n'en est pas toujours ainsi, et, comme le prouvent les observations que nous reproduisons, le pus a quelquefois librement franchi l'orifice abdominal en distillant goutte à goutte, soit sous l'influence d'une pression extérieure, soit par le fait d'une contraction subite de la trompe; ce spasme peut briser des adhérences faibles qui avaient suffi jusqu'alors pour obturer l'orifice. Dans d'autres faits, les tuniques hypertrophiées, mais ramollies et devenues friables, érodées ou ulcérées par l'inflammation se sont rompues; et c'est à travers une éraillure ou une perforation des parois que le pus s'est échappé.

Quand les trompes ont été le siége d'une *inflammation chronique*, leurs parois sont épaissies; l'isthme revêt l'apparence d'un cordon dur, résistant, plus volumineux qu'à l'état normal. Rarement il est distendu et communique librement avec la cavité utérine. Nous avons déjà énoncé les causes multiples d'obstruction de cette partie du canal (bouchon muqueux, caillot, quelquefois concrétion calculeuse, plis de la muqueuse tuméfiée et décollée, végétations et polypes des angles de l'utérus). Nous avons dit pourquoi la muqueuse de l'isthme restait pâle, grisâtre, tandis que celle du corps de la trompe et du pavillon devenait d'un rouge brun, expliquant cette différence d'aspect par des conditions opposées de vascularisation, et non par une localisation apparente de l'inflammation à la partie externe de la trompe. Rappelons encore la présence assez fréquente d'abcès lymphatiques au niveau du bord adhérent de l'isthme qui peuvent quelquefois en imposer et faire croire à des abcès du canal.

Le péritoine qui tapisse le corps de la trompe, et

qui en est séparé à l'état sain par quelques lamelles de tissu cellulaire, adhère intimement aux parties sous-jacentes : il est d'abord simplement injecté, peu à peu il s'épaissit et fait corps avec les tuniques propres de la trompe. Quand il s'est fait une poussée aiguë de péritonite, la portion de péritoine qui revêt la trompe est tapissée de fausses membranes épaisses. Si la trompe n'est pas très-distendue, les flexuosités naturelles sont exagérées, et l'oviducte devient noueux. Le pavillon est gonflé, boursouflé, et suivant la comparaison de Siredey, il ressemble à un champignon qui, par son poids, est entraîné vers le plancher du bassin, à moins que des adhérences ne le fixent plus haut. Dans d'autres cas, il a complètement disparu, et la trompe se termine en un cul-de-sac plus ou moins hermétiquement obturé.

Le contenu est un liquide puriforme, rarement du pus véritable, d'une odeur fade, jamais fétide et dont la réaction peut devenir acide. Quelquefois la trompe est remplie par une matière d'un blanc jaunâtre, consistante, comme caséeuse; on est alors porté à affirmer l'existence d'une tuberculose de la trompe, bien que dans bon nombre de cas observés chez des femmes scrofuleuses et non tuberculeuses, on ne puisse trouver des tubercules infiltrés ou des granulations miliaires. Beaucoup de faits de *salpingite, à forme caséeuse*, ne sont pas, à proprement parler, des inflammations tuberculeuses de la trompe : ils servent de transition entre les inflammations franches et les inflammations tuberculeuses vraies ; aussi devions-nous les signaler ici.

Dans l'inflammation chronique, la muqueuse ne paraît pas injectée; elle est parfois pâle, comme lavée; le plus souvent d'un gris brunâtre, tomenteuse, villeuse; les plis sont incomplètement effacés, les sillons intermédiaires élargis. L'épithélium est soulevé ou détaché par places, et les glandes ont subi la dégénérescence graisseuse (Hennig). Parfois la face interne de la trompe a perdu tout aspect de muqueuse, et présente une surface de couleur ardoisée ou noirâtre, tantôt lisse et polie, tantôt rugueuse et complètement dépourvue d'épithélium. La trompe s'est transformée en un *abcès* véritable, ou bien en un *kyste* à contenu séreux, sanguinolent ou purulent, qui est susceptible d'acquérir de grandes dimensions.

L'inflammation de la trompe semble se propager plus facilement vers le péritoine que vers le tissu cellulaire des ligaments larges et du petit bassin, rarement aussi elle se complique d'inflammation des vaisseaux hypogastriques. Jarjavay et après lui Goupil et Le Fort nous ont donné la raison anatomique de ce fait : ils admettent dans la structure des ligaments larges, l'existence de lames aponévrotiques minces, mais suffisantes pour isoler et séparer les ailerons de la base qui, seule, est riche en tissu cellulaire. Ainsi s'explique l'indépendance habituelle qui existe entre les abcès des ligaments larges et les collections purulentes formées par la trompe enflammée. Quelquefois, cependant, après un accouchement laborieux, le phlegmon des ligaments larges ou la cellulite pelvienne s'observe en même temps que la salpingite ou la pelvipéritonite; mais on peut admettre dans ces cas une formation indépendante des deux lésions : la première serait provoquée par une phlébite des veines du bassin, la seconde serait déterminée par la propagation de l'inflammation de la muqueuse utérine à la muqueuse tubaire.

Comme lésion concomitante fréquente, il nous faut signaler l'inflammation souvent ulcéreuse du rectum, de l'S iliaque ou même de toute la longueur de l'intestin. Les altérations de l'infection purulente sont exceptionnelles.

La coexistence d'une métrite interne est presque constante; dans tous les faits d'inflammation chronique de la muqueuse du corps de l'utérus que nous avons observés, nous avons rencontré en même temps une inflammation plus ou moins accusée des trompes. Ce fait n'a rien qui doive nous surprendre; les lésions caractéristiques de la métrite interne chronique du corps (végétations, polypes muqueux et vasculaires) sont plus marquées vers les angles de l'utérus au voisinage des orifices des trompes.

ÉTIOLOGIE.

L'inflammation primitive des trompes est rare, ou du moins quand cette inflammation demeure isolée, ses symptômes sont si obscurs qu'on la méconnaît, et qu'on ne peut apprécier les circonstances qui lui ont donné naissance.

Ce n'est que d'une façon exceptionnelle que l'inflammation des trompes est due à la propagation d'une inflammation du rectum ou de l'ovaire.

La salpingite puerpérale succède-t-elle à la péritonite? Nous pensons que cette origine est peu fréquente : bien que les deux tiers externes de la trompe paraissent seuls enflammés, on ne peut admettre que cette inflammation soit consécutive à la péritonite, puisque dans presque toutes les autopsies de femmes mortes peu de temps après l'accouchement, on remarque toujours une congestion intense de la trompe, et souvent une inflammation sans qu'il y ait l'ombre d'altération du péritoine.

La salpingite puerpérale est rarement déterminée par la phlébite utérine : la lymphangite utérine lui donnerait, comme nous l'avons vu, plus souvent naissance.

La cause habituelle de l'inflammation des trompes est l'existence d'une métrite interne; toute circonstance favorisant le passage de l'inflammation de l'utérus à l'état chronique déterminera fatalement la salpingite. Pendant ou en dehors de l'état puerpéral, l'inflammation de la trompe succède presque constamment au catarrhe utérin.

La métrite, comme on le sait, est une maladie de la période d'activité sexuelle de la femme : elle est ordinairement post-puerpérale, et survient le plus souvent soit après un avortement, soit après plusieurs accouchements successifs trop peu espacés. Toutes les circonstances qui empêchent et contrarient le défaut d'évolution rétrograde de la matrice ou la cicatrisation de la plaie utérine (fatigues prématurées, rapports sexuels précoces et exagérés, défaut d'allaitement; impression continue et prolongée du froid humide; manœuvres chirurgicales, etc.) déterminent la métrite interne, l'entretiennent et provoquent, par propagation, l'inflammation des trompes.

Cette complicatiou ne se développe pas ordinairement d'une manière immédiate après l'accouchement, qui peut n'avoir pas été laborieux; elle est le plus souvent tardive, ou du moins reste longtemps latente, et ce n'est qu'à l'occasion d'une fatigue, d'une suppression brusque des règles, d'un traumatisme, ou d'une inflammation nouvelle entée sur la première qu'elle devient manifeste.

C'est par la propagation de l'inflammation de la muqueuse utérine à la muqueuse tubaire qu'Aran et M. Bernutz expliquent le développement de la périmétrite ou de la pelvipéritonite qui éclate parfois dans le cours d'une blennorrhagie. La *salpingite blennorrhagique* survient habituellement du quinzième au trentième jour après la contamination, le plus souvent au moment d'une époque menstruelle, qui tout à coup exagère l'inflammation primitivement latente. Elle n'affecte généralement que des femmes atteintes déjà d'altérations des annexes de l'utérus, et présentant depuis quelque temps une menstruation irrégulière et des flueurs blanches habituelles.

Tout *traumatisme* porté sur l'utérus, alors qu'il est malade, peut provoquer le même accident et déterminer une poussée suraiguë vers l'inflammation des trompes déjà existante : « C'est par l'inflammation de la membrane interne de l'utérus, et par la propagation de cette inflammation à la trompe que je m'explique, dit Aran, les inflammations péri-utérines qui surviennent dans quelques cas à la suite des cautérisations superficielles ou profondes des lèvres ou de la cavité du col, après l'introduction d'une sonde ou d'un instrument redresseur dans la cavité utérine, á la suite d'une injection intra-utérine, du placement d'un pessaire ou même à la suite de rap-rapports sexuels trop fréquents dans un temps donné... »(1).

La fièvre typhoïde, les fièvres éruptives, et en particulier la rougeole, prédisposent aux inflammations des muqueuses utérine et tubaire : des leucorrhées abondantes succèdent quelquefois à ces affections. Quand des pertes purulentes sont observées chez une enfant ou chez une jeune fille, avant d'admettre une contamination provoquée par un viol, il faut s'assurer si une autre circonstance étiologique ne doit pas être invoquée. D'après Giraldès, on rencontre assez souvent chez les jeunes filles des inflammations de l'utérus : le col est le plus souvent affecté ; mais dans quelques cas le corps de l'utérus se prend et même on a vu les cavités utérine et tubaire remplies de pus.

(1) Aran. Loc. cit., p. 722.

L'anémie, la chlorose, l'herpétisme empêchent la résolution d'une métrite, et favorisent l'apparition de l'inflammation des trompes. La scrofule et la tuberculose impriment volontiers leur cachet à l'inflammation des organes génitaux, et la salpingite caséeuse serait, d'après les recherches d'Aran et de Siredey, presque constante chez les sujets porteurs de ces diathèses.

SYMPTOMES ET MARCHE.

Qu'elle soit aiguë ou chronique, l'inflammation de la trompe n'offre habituellement que des signes obscurs et incertains. Est-elle aiguë : les symptômes de la métrite aiguë et de la péritonite qui la compliquent alors sont seuls appréciables. Est-elle chronique : elle ne donne pas de signes propres, caractéristiques, et la métrite interne chronique qui l'accompagne est seule reconnue.

On peut cependant, dans quelques cas, chez une femme maigre, quand le corps de l'utérus, augmenté de volume, est porté en avant au-dessus du pubis, percevoir, par un palper abdominal méthodique, la présence d'un *cordon douloureux*, partant des angles de l'utérus et allant se perdre vers la partie postérieure du petit bassin, dans la direction de l'articulation sacro-iliaque. On sent que ce cordon, quelquefois bosselé, noueux, est indépendant des parois abdominales, lesquelles demeurent souples, non œdématiées et non indurées ; il ne va pas non plus jusque dans la fosse iliaque, qui est également libre. Dans d'autres cas, on ne perçoit à l'angle de l'utérus, au-dessus du ligament de Fallope, qu'un empâtement profond mal circonscrit, douloureux, et la température paraît plus élevée en ce point de l'abdomen.

Le toucher vaginal ne décèle dans les culs-de-sac antérieur et latéraux la présence d'aucune tuméfaction immédiatement appréciable, annonçant un phlegmon de la base du ligament large. Dans le cul-de-sac postérieur, au contraire, on sent, tantôt une simple rénitence mal limitée, tantôt enfin des saillies irrégulières.

Aran se demande si, dans un certain nombre de cas, ces petites tumeurs arrondies, multiples, semblant adhérer à quelques points de la face latérale ou postérieure de l'utérus, et décrites par M. Gosselin, ne seraient pas dues à un cloisonnement de la trompe enflammée et tuméfiée. La pression détermine une douleur qui sera réveillée et accrue, si l'on cherche à imprimer des mouvements à l'utérus ; on s'aperçoit que cet organe, moins mobile, comme bridé sur une de ses faces postéro-latérales, est souvent en rétro et latéro-flexion.

Le toucher rectal permet de mieux circonscrire la tumeur, et montre qu'elle est isolée du corps de la matrice à laquelle elle semble se rattacher par un pédicule plus ou moins étroit. Ses caractères sont plus facilement appréciables si l'on a le soin de maintenir en place le fond de l'utérus par l'application d'une main sur l'hypogastre : « On sent alors qu'une moitié du bassin est remplie en partie ou en totalité par une tumeur : celle-ci est indépendante de l'utérus, ainsi que le démontre un sillon de séparation qui correspond à la limite extrême de l'utérus ; elle est arrondie sensiblement, du volume d'un petit œuf... ; présente des rugosités, est dure, bien rarement fluctuante, quand même elle contient du pus ; elle est descendue par son propre poids sur le plancher du bassin ; elle est extrêmement douloureuse et mobile ou non, selon que les adhérences existent ou qu'elles n'ont pas encore eu le temps de se former. » (1).

On doit joindre à ces symptômes physiques l'étude des commémoratifs, l'existence antérieure de plusieurs accouchements successifs, ou d'un avortement à la suite duquel la malade s'est incomplètement remise. On apprend qu'elle souffrait aux époques de ses règles, toujours très-irrégulières, et qu'elle avait habituellement des flueurs blanches.

Sous l'influence de la moindre fatigue ou d'une station debout, prolongée, une courbature générale, des douleurs sourdes, énervantes, avec irradiations névralgiques vers les reins et vers les cuisses, se font sentir. On note une constipation opiniâtre, difficile à vaincre, et quand on y parvient, une défécation douloureuse avec des garde-robes comme passées à la filière.

L'anémie avec points névralgiques intercostaux ou ileo-lombaire, avec points douloureux sur le tra

(1) Siredey. Thèse, p. 64. Paris, 1860.

jet de la colonne vertébrale, un amaigrissement progressif, un état de langueur, une consomption véritable, allant parfois jusqu'à simuler la phthisie; des frisonnements le soir, sans fièvre accusée; une physionomie pâle, terne, terreuse, amaigrie, avec les yeux battus, cernés (facies utérin); une langue chargée, de la dyspepsie ou de la gastralgie, de l'inappétence, des digestions pénibles, avec ballonnement du ventre... tous ces signes doivent, après l'examen de la poitrine et l'étude attentive des fonctions du tube digestif, qui ne décèlent aucune lésion de ses organes, faire songer à la possibilité d'une affection de l'utérus ou de ses annexes.

Le spéculum révélera souvent alors l'existence d'une métrite : par l'orifice du col quelquefois fongueux, exulcéré, sort un liquide trouble, souvent strié de sang, et quand on pratique le cathétérisme avec l'hystéromètre, on constate parfois une déviation utérine : l'application de cet instrument qui doit être toujours manié avec prudence et circonspection, et dont il ne faut se servir que quand les renseignements qu'il fournit sont indispensables, provoque une douleur vive, suivie parfois d'une perte de sang.

Constatant alors les signes de la métrite interne et d'une périmétrite concomitante, connaissant, d'autre part, la fréquence de la salpingite, et les conditions dans lesquelles elle se développe d'ordinaire, on pensera à l'existence de cette complication, et on s'abstiendra de toute médication hasardeuse.

Pour confirmer ce diagnostic incertain, on ne doit

pas compter sur l'examen des flueurs blanches, et bien qu'Hennig prétende, par leur analyse histologique, préciser le siége de l'inflammation catarrhale d'après l'aspect et la forme des cellules épithéliales : comme le catarrhe de l'utérus coexiste habituellement avec le catarrhe de la trompe, comme les produits sécrétés dans les trompes malades sont souvent retenus en raison de l'obstruction de l'ostium uterinum, nous ne pouvons avoir confiance dans un semblable élément de diagnostic.

L'étude de la marche et du développement de la salpingite nous sera plus utile. Quand le mouvement de retrait de l'utérus, après l'accouchement, se fait mal, des douleurs hypogastriques persistent, et si l'on presse sur les angles de l'utérus, on remarque qu'ils sont sensibles. Il est possible, même dans certains cas, de percevoir en ces points une sorte de corde transversale, correspondant au siége même des trompes. Il est permis de supposer alors une inflammation imminente de ces organes.

Plusieurs auteurs ont signalé cette sensation ; mais les interprétations varient. M. Béhier pense que l'on a affaire à une phlébite des ligaments larges.

M.-L. Championnière croit qu'il existe une lymphangite. La phlébite et la lymphangite peuvent certainement donner quelquefois naissance à cette sensation ; mais, nous appuyant sur la fréquence des altérations des trompes pendant la grossesse ou après l'accouchement, nous sommes persuadé que souvent la salpingite puerpérale se rendra manifeste par l'existence de ce signe.

Ce n'est pas toujours à la suite de couches pénibles, irrégulières, que se développe cette complication. La nouvelle accouchée se trouve bien portante, et n'éprouve aucune douleur tant qu'elle garde le lit ; mais lorsqu'elle veut reprendre trop tôt ses occupations, à la moindre fatigue des douleurs vagues se font sentir dans le bas-ventre. Ces accidents « tantôt s'amendent et disparaissent après le retour de la menstruation, si celle-ci est normale ou un peu exubérante, tantôt, au contraire, s'exaspèrent à cette époque, soit que les règles manquent ou soient incomplètes, soit qu'elles soient si abondantes qu'elles méritent le nom de perte. On constate alors, si les malades se décident à réclamer des soins, ce que malheureusement elles font rarement, que l'utérus est resté plus élevé et surtout plus volumineux qu'il ne devrait être, que le col gros, assez court, érodé à sa surface, douloureux au toucher, laisse échapper un mucus louche assez abondant, enfin on trouve dans l'un des culs-de-sac du vagin une résistance vague, très-sensible à la pression, sorte d'empâtement mal défini qui augmentera bientôt et constituera une tumeur plus ou moins appréciable, si déjà elle ne l'est à la première exploration. » (1).

Souvent même après s'être levées elles ne ressentent aucun malaise, et c'est seulement après plusieurs semaines, quelquefois plusieurs mois, après une menstruation pénible ou à la suite d'une grande fa

(1) Bernutz et Goupil. Loc. cit., t. II. p. 312.

tigue, que des élancements douloureux dans le bas-ventre annoncent l'affection. Si les malades voulaient s'astreindre à un repos absolu et prolongé, elles guériraient sûrement quand le mal existe depuis peu ; mais, comme les douleurs sont à peine marquées, dans l'impatience où elles sont de vivre de la vie commune, elles se lèvent avant d'être complètement rétablies ; l'inflammation désormais chronique peut demeurer latente, et ne se révéler que par un écoulement leucorrhéique persistant. Mais elle subit des exacerbations aiguës à chaque époque menstruelle. Parfois une nouvelle grossesse vient modifier avantageusement cette situation : et quand les suites de couches sont bien dirigées, quand le repos a été gardé pendant un temps assez long, un état inflammatoire des annexes disparaît complètement. Mais le plus souvent, comme ces règles d'hygiène puerpérale ne sont pas observées, le retrait de l'utérus se fait mal, et l'inflammation des trompes s'accuse de plus en plus.

Si la salpingite succède à une blennorrhagie, la marche est plus aiguë. M. Bernutz en a parfaitement analysé les symptômes. Ils se déclarent de préférence au moment d'une époque et s'annoncent par des douleurs sourdes ressenties à la partie moyenne et inférieure de l'hypogastre. L'utérus augmente de volume et devient sensiblement globuleux ; l'examen au spéculum, très-douloureux, montre que le col laisse écouler un mucus purulent; la sécrétion du vagin se tarit quelquefois. Bientôt l'un des ligaments larges s'épaissit, s'indure, et cette sorte de corde transversale dont nous avons parlé peut devenir perceptible.

Les élancements que détermine la pression du ligament large tuméfié sont la preuve évidente de la propagation de l'inflammation aux trompes. Puis tout d'un coup surviennent les symptômes de pelvi-péritonite, s'accusant davantage tantôt d'un côté, tantôt de l'autre, et sur lesquels je n'ai pas à insister. Quand un traumatisme porté sur l'utérus malade vient donner pour ainsi dire un coup de fouet à la métrite interne, la marche de la propagation de l'inflammation de la muqueuse utérine à la muqueuse tubaire, puis au péritoine, est identique à celle que nous venons de rappeler. Souvent même les symptômes de péritonite, éclatant avec plus de violence, ne permettent pas de saisir et d'apprécier le mode de propagation de l'inflammation.

Peut-être dans ces cas existait-il déjà une inflammation des trompes; l'excitation déterminée par le traumatisme aurait provoqué une contraction de ces organes et facilité la chute de quelques gouttes de muco-pus dans la cavité abdominale. Mais ces faits de péritonite généralisée survenant en quelque sorte d'une manière brutale, inattendue, ne sont pas les plus fréquents, et la péritonite puerpérale aiguë tardive (*redux*, comme on l'appelle alors) est exceptionnelle. D'ordinaire l'inflammation des trompes se propage au péritoine pelvien d'une manière sourde, latente; les redoublements des époques menstruelles peuvent même manquer, et à l'autopsie on rencontre des collections purulentes dont l'existence n'avait été décelée pendant la vie par aucun trouble fonctionnel. Même quand la trompe contracte des adhérences avec l'ovaire et le rectum, aucun symptôme n'indique parfois cette inflammation profonde; ce n'est que quand la pelvipéritonite est bien constituée que les symptômes qui lui sont propres éveillent l'attention et provoquent l'examen de la cavité pelvienne.

Nous ne devons pas insister sur la marche et les complications de la pelvi-péritonite dont M. Bernutz nous a donné un tableau si complet. Quand les lésions atteignent tous les organes du petit bassin, les ovaires s'atrophient ou suppurent; le rectum se prend par voisinage; des collections multiples se forment et s'enkystent entre les divers plans de fausses membranes; l'utérus est dévié et fixé dans une position vicieuse; les trompes, dont l'inflammation fut le point de départ de la pelvipéritonite, se trouvent perdues dans une masse de nouvelle formation. Les complications qu'on observe alors sont nombreuses; il nous suffit de signaler les troubles de la menstruation, la fréquence de l'avortement déterminé par le défaut d'ampliation de l'utérus, les altérations de l'urine résultant des troubles sympathiques des fonctions des reins et de la vessie, les modifications de la digestion, la difficulté de la défécation, parfois même l'engouement et l'étranglement progressif de l'intestin; enfin des névralgies multiples et l'hystéricisme, l'anémie, une consomption progressive et même quelquefois la phthisie.

Mais tous ces symptômes ne peuvent plus être rapportés spécialement à la salpingite.

Sans déterminer une péritonite adhésive aussi marquée, les collections purulentes ou abcès des trompes entretiennent fréquemment à leur voisinage une irritation suivie de quelques adhérences qui empêchent l'issue libre du pus dans la cavité péritonéale; ces abcès se vident tantôt dans le vagin, exceptionnellement dans la vessie, mais d'ordinaire dans le rectum. Quand l'ouverture spontanée se fait dans une portion de l'intestin peu élevée, et quand la sortie du pus est facile, si la poche se rétracte et ne sécrète plus, la guérison a lieu. Quand la perforation se produit en un point élevé de l'abcès, le contenu ne se déverse pas librement, et le pus retenu s'altère; une fièvre hectique s'empare de la malade et la fait bientôt succomber. L'altération du pus n'est pas le seul inconvénient que présente une perforation dans un point trop élevé; la portion de l'intestin placée au-dessous de l'abcès étant plus considérable, les lésions intestinales sont plus étendues, et l'affection devient très-grave. L'entérite n'est pas toujours due au passage du pus; le plus souvent, par simple voisinage d'un foyer inflammatoire, il se fait une rectite légère, superficielle, n'intéressant que la muqueuse, et désignée par Nonat sous le nom d'*entérite glaireuse* en raison de ses caractères objectifs. Mais dans quelques cas on a vu survenir une inflammation de tout l'intestin donnant naissance à des symptômes typhoïdes ou péritonitiques, et l'autopsie montrait une entérite ulcéreuse généralisée. Ces ulcérations surviennent parfois dans le cours d'une infection purulente; cependant cette dernière complication est exceptionnelle, l'absence ordinaire de phlébite des veines du bassin nous en donne la raison anatomique.

Dans des cas heureusement rares, ces collections purulentes non isolées de la cavité péritonéale se perforent et laissent échapper leur contenu dans cette cavité, soit sous l'influence d'une impression portée sur les parties accessibles des organes génitaux, soit d'une façon spontanée, au moment d'un avortement ou à une époque menstruelle. Dans un fait complexe publié par Puech, un abcès des trompes a pu se diriger en même temps vers la cavité péritonéale et vers la paroi abdominale, le pus se frayant un passage dans ces deux directions. — Quand l'affection qui entretenait l'inflammation de la trompe guérit après un repos continu auquel la malade a voulu se soumettre et après des soins bien dirigés, on n'est pas à l'abri de toute conséquence de la maladie primitive; une *stérilité* parfois temporaire, mais le plus souvent persistante, est créée. Les adhérences péritonéales emprisonnent l'ovaire sous une coque épaisse et empêchent la déhiscence des ovules; d'autres fois l'ovaire est complètement atrophié, et ses fonctions sont à jamais perdues; si l'affection a été double, on conçoit que la stérilité demeurera définitive. Quand, au contraire, de simples adhérences ont uni la trompe aux parties voisines sans oblitérer son orifice, quand le canal est libre, peut-être avec le temps ces brides se relâchent et la trompe se réapplique de nouveau sur l'ovaire. Walter (De morbis peritonei) avait déjà remarqué la fréquence de ces adhérences, et c'était à l'inflammation du péritoine qui entoure l'ovaire et à l'obstruction des trompes qu'il attribuait la stérilité chez les filles publiques. Baudelocque insiste aussi sur cette cause de stérilité : «On conçoit, dit-il, que des membranes de nouvelle formation, en faisant contracter aux trompes, aux ovaires, des rapports vicieux en les éloignant l'un de l'autre, en empêchant leur rapprochement, leur contact immédiat, en fermant l'orifice des trompes, deviennent un obstacle insurmontable à la fécondation. Je pourrais citer plusieurs femmes qui, malgré tout le désir qu'elles ont, ne peuvent plus devenir mères depuis qu'elles en ont été atteintes de la péritonite puerpérale. » (1). M. Mercier a appelé l'attention sur la stérilité consécutive à la blennorrhagie. Par transmission à travers les trompes, cette maladie peut déterminer une péritonite localisée à l'extrémité des oviductes, amener leur oblitération et entraver la conception (2).

DIAGNOSTIC.

Tous les auteurs qui se sont occupés spécialement de l'étude des affections utérines s'accordent pour reconnaître la difficulté du diagnostic d'une affection des trompes, même quand elle est isolée. Avant tout,

(1) Baudelocque. Traité de la péritonite puerpérale, 1830.
(2) Mercier. *Gaz. méd.*, 1838.

l'on doit penser à la fréquence de la salpingite et songer à elle pour soupçonner son existence. Si dans beaucoup de maladies il faut savoir attendre avant de se prononcer, dans celle qui nous occupe l'expectation est surtout nécessaire. L'examen minutieux des commémoratifs, des symptômes antérieurs et de la marche de l'affection donnera naissance à une opinion, non pas indiscutable, mais basée toutefois sur quelques probabilités. On doit aussi mentalement, dans l'observation des malades, chercher à faire un diagnostic en quelque sorte par exclusion; les autres affections péri-utérines ont en général une étiologie, des symptômes et une évolution mieux définis ; quand ces indices feront défaut, l'idée de leur existence pourra être repoussée et l'on sera porté à admettre la salpingite.

Le diagnostic des affections des trompes ne sera pas toujours impossible, et, bien qu'Aran dont l'habileté en pareille matière ne peut être contestée, ait pris un abcès des trompes pour un abcès de l'ovaire, il dit lui-même que parfois la salpingite se distingue nettement de l'ovarite.

De même Courty a porté le diagnostic de salpingite vérifié par l'autopsie ; et les faits de tuberculose de la trompe présumée pendant la vie ne sont pas rares aujourd'hui.

— Observe-t-on comme antécédents une menstruation pénible, irrégulière avec des flueurs blanches abondantes, consécutive ou non à un avortement, à un accouchement laborieux, ou à une succession rapide de plusieurs grossesses, dont la dernière remonte parfois à plusieurs années et a été suivie de stérilité ; sent-on par le palper abdominal « un cordon bosselé, ondulé, inégal et douloureux, formé par la trompe hyperémiée, perçu plus haut que dans le cas de phlegmon du ligament large » (1), trouve-t-on dans le cul-de-sac postérieur en arrière et sur le côté de l'utérus une tumeur du volume d'un œuf, immobile, pâteuse, sensible, séparée de la matrice par un sillon plus facilement perceptible par le toucher rectal, une tumeur persistant un temps très-long, donnant quelquefois naissance à des symptômes atténués de péritonite et susceptible d'accroissement par poussées inflammatoires souvent éloignées, on songera à une salpingite.

Ces symptômes sont souvent masqués par ceux de la métrite interne ; aussi faut-il poser cette règle absolue : dans le cours d'une métrite, chercher si les annexes et surtout les trompes ne sont pas malades.

Le phlegmon du ligament large sera distingué de la salpingite par son origine et par sa marche ; il se développe habituellement dans une période relativement précoce de la puerpéralité ; il succède d'ordinaire à une phlébite ou à une lymphangite consécutive elle-même, soit à une déchirure et à ulcération du col, soit à une contusion et à une gangrène du vagin ; il s'accompagne d'une réaction fébrile

(1) Courty. Traité des maladies de l'utérus, p. 593.

franche, avec sueurs profuses nocturnes et frissons répétés; il a une marche continue et suppure rapidement. Il s'étend volontiers à la fois vers le vagin sur le côté duquel il forme une plaque indurée, rarement une tumeur bien circonscrite; vers la fosse iliaque où il constitue un empâtement diffus, quelquefois vers les parois abdominales qui s'épaississent et deviennent œdémateuses.

Le phlegmon profond de la fosse iliaque, qui s'accompagne de douleurs vives, de rétraction de la cuisse et qui suit une marche analogue à celle du phlegmon du ligament large, ne sera pas confondu avec la tumeur intra-cavitaire pelvienne, constituée par la trompe tuméfiée.

On prendrait plus volontiers la tuméfaction péri-rectale formée par la trompe distendue pour un phlegmon profond du petit bassin (cellulite pelvienne); mais cette inflammation présente aussi une marche envahissante; elle tend à se propager à travers la grande échancrure sciatique, détermine des douleurs vives au niveau des articulations sacro-iliaque et coxo-fémorale qui souvent se prennent; ou bien s'annonce par un œdème de la fesse, des névralgies dues à l'irritation des nerfs qui traversent le foyer, et quelquefois des paralysies résultant de leur compression.

L'ovarite, rare en dehors de l'état puerpéral dont elle est un accident précoce, puisqu'elle succède d'ordinaire à la phlébite utérine; qui se déclare quelquefois chez les jeunes filles, quand les premières époques menstruelles s'établissent d'une façon pénible, donnerait naissance à des signes physiques différents de ceux de l'inflammation des trompes.

On sentirait par le toucher rectal combiné au toucher vaginal une tumeur ovoïde d'une consistance ferme, ordinairement lisse, souvent mobile, et dont la pression provoque une douleur énervante. Pendant l'ovarite, il n'y aurait pas de fièvre marquée, mais fréquemment des névralgies avec des irradiations douloureuses, de l'hystéricisme et une certaine irritabilité.

Quant à distinguer les diverses formes de salpingite entre elles, ou encore l'inflammation de la trompe devenue kystique d'un kyste de l'ovaire ou du ligament large, d'un kyste hydatique rétro-utérin, ou bien d'un cancer de l'ovaire au début, ce sera dans des cas bien rares que l'on pourra résoudre de tels problèmes, et nous ne voulons pas nous engager dans ces subtilités diagnostiques.

APPENDICE.

HÉMORRHAGIES OU RÉTENTIONS SANGUINES DANS LES TROMPES ENFLAMMÉES OU OBLITÉRÉES.

Nous avons rappelé les divers points de la physiologie des trompes parce qu'ils permettent de comprendre les hémorrhagies et les hématocèles d'origine tubaire sur lesquels Tilt et Fenerly ont les premiers attiré l'attention, que Puech et Trousseau ont vulgarisé.

Dans un certain nombre d'observations d'hématocèle avec autopsie et publiées par divers auteurs, on a trouvé des caillots peu volumineux sur l'ovaire : nous nous demandons si ces caillots n'appartenaient pas à un ovaire sain et si on ne les avait pas regardés à tort comme étant la source de l'hémorrhagie; peut-être dans ces cas s'agissait-il d'une hémorrhagie tubaire cataméniale. Loin de nous la pensée de refuser à l'ovaire, un rôle établi par des faits incontestables, mais on peut affirmer que l'ovaire ne devient la source d'hémorrhagie que quand il est profondément altéré.

De même les hémorrhagies tubaires ne se manifestent ordinairement que quand ces organes sont le siége d'une congestion inflammatoire chronique, et comme l'inflammation des trompes est fréquente, l'hématocèle d'origine tubaire peut souvent se rencontrer. Les faits physiologiques, dont nous avons fait mention, nous permettent de regarder comme trop exclusive l'opinion de ceux qui, considérant comme une hypothèse pure l'exhalation sanguine du pavillon, pensent avec M. Gallard, que l'hématocèle d'origine tubaire simple n'est pas possible, et veulent rattacher à la ponte extra-utérine d'un œuf fécondé ou non les faits d'hématocèle dont la pathogénie, même à l'autopsie, demeure obscure.

Les *hémorrhagies tubaires sont possibles* : « On sait, en effet, dit Fenerly, que dans l'état normal, et à des époques fixes, qui coïncident à des époques menstruelles, le mucus qui recouvre les trompes, prend une coloration rouge sanguinolente, due au mélange du sang exhalé par la muqueuse tubaire avec le mucus de la même membrane. Or, si à l'état normal la trompe exhale du sang, n'est-il pas possible que ce phénomène présente dans des circonstances particulières une exagération, c'est-à-dire, une supersécrétion et une véritable hémorrhagie » (1).

Les observations de Laboulbène, d'Hélie et de Scanzoni, montrent que la variole, la scarlatine, la rougeole déterminent parfois des hémorrhagies tubaires cachectiques; celles de Barlow, de Proust, indiquent que le purpura et l'ictère grave favorisent également l'apparition de ces hémorrhagies. De même on s'explique facilement qu'une inflammation des trompes puisse provoquer et entretenir une congestion de la muqueuse tubaire; les vaisseaux devenus friables sont exposés à se rompre; de là, des hémorrhagies plus ou moins abondantes, continues ou intermittentes, dont l'apparition coïncidera d'ordinaire avec l'époque menstruelle; hémorrhagies dont le sang pourra demeurer enkysté dans la cavité même de la trompe dilatée.

Ces *kystes sanguins tubaires* coexistent quelquefois avec une rétention menstruelle dans l'utérus, sans qu'il soit nécessaire d'invoquer la théorie du reflux :

(1) Fenerly. Thèse, 1855, page 27.

le sang exhalé par la trompe ne se déversant plus dans la cavité utérine s'accumule peu à peu et forme tumeur sur le côté de l'utérus. L'utérus dilaté, distendu, paraît alors flanqué d'une ou de deux tumeurs d'une consistance variable, tantôt molle et fluctuante, tantôt tendue et ferme, toujours douloureuse. Dans d'autres faits, l'utérus est vide de sang, la rétention est limitée aux trompes, et elle est due à une oblitération congénitale ou acquise de l'*ostium uterinum*, à la compression par un polype ou un corps fibreux, ou souvent à une obstruction de cause inflammatoire.

Cette tumeur hématique se tend et grossit à chaque époque menstruelle, qui s'annonce par des douleurs vives et par les symptômes atténués d'épanchement sanguin abdominal. Pendant un certain temps les adhérences ou les obstructions établies sur le trajet de la trompe enflammée, et l'orifice abdominal étant lui-même fermé, le sang s'accumule dans la portion externe de la trompe qui se dilate progressivement. Quand l'orifice utérin des trompes n'est pas complètement oblitéré, il peut passer d'une façon continue ou intermittente et dans l'intervalle des époques menstruelles, un peu de sang, tantôt en caillots, tantôt altéré, noirâtre, analogue à celui que l'on rencontre dans les poches hématiques anciennes. Parfois cet écoulement plus ou moins continu augmente par la marche et surtout par la pression sur la tumeur placée dans la fosse iliaque. Quand l'écoulement est très-abondant, la tumeur s'affaisse et semble disparaître (1). Cette *aménorrhée distillante*, comme l'appelle M. Bernutz, sert alors de crise et la guérison a lieu : il ne persiste que de l'endolorissement et un certain empâtement mal circonscrit dans le point où siégeait la tumeur.

Puech avait déjà insisté sur cette forme spéciale d'hématocèle métrorrhagique, et il pensait qu'*un écoulement continu de sang devait faire admettre l'origine tubaire de l'hématocèle.* Toutefois cet écoulement n'existe pas dans tous les cas d'hémorrhagie de la trompe, et on l'a observé dans l'hématocèlé ovarique, quand le pavillon de la trompe, resté perméable, embrasse le kyste sanguin (2). La rétention du sang dans les trompes n'est parfois que temporaire : après s'être dilatée ou distendue d'une façon intermittente, la trompe se rompra si la poussée est trop forte ou si les tuniques sont profondément altérées; ordinairement le stade de réplétion dure peu et la trompe se rompt avant que l'on ait eu le temps d'assister aux diverses phases d'une tumeur tubaire.

Cette distension intermittente et cet écoulement de sang par l'utérus, joint aux symptômes d'une hémorrhagie interne, donne quelquefois à l'hématocèle tubaire un cachet particulier. Peut-on pendant la vie pent ser à cette cause spéciale d'hématocèle? Ordinairemen- le début de l'hématocèle est brusque : tout à coup une douleur vive, une sensation d'anéantissement,

(1) Letenneur. Gaz. des hôp., 1864, page 409.
(2) Goupil. Gaz. des hôp., p. 378.

une pâleur extrême, souvent une syncope signalent l'épanchement dans le péritoine. Si l'affection survient dans le cours des règles, celles-ci se suppriment complètement. Bientôt on perçoit dans les culs-de-sac du vagin une saillie dépressible et fluctuante; par le palper abdominal on sent un empâtement profond, mais aucune tumeur nettement circonscrite.

Dans l'hématocèle, d'origine tubaire, au contraire, le début est moins violent et les symptômes d'hémorrhagie interne moins bien accentués.

L'affection a été précédée d'un état pathologique latent des organes génitaux; elle survient, il est vrai, au moment d'une époque, mais les règles ne sont pas supprimées complètement, il se fait souvent un écoulement presque incessant et peu abondant du sang altéré, momentanément retenu dans la trompe enflammée.

La pression, à chacun des angles de l'utérus, réveille des souffrances vives et, de plus, on assiste aux diverses phases d'une *tumeur tubaire* qui peu à peu s'accroît, se montre dure, tendue, surtout quand les pertes se suspendent, puis diminue progressivement et devient moins douloureuse quand les pertes reviennent. On ne pourrait guère confondre alors cette affection qu'avec une métrorrhagie due à l'existence de corps fibreux, la tumeur tubaire, donnant parfois la sensation d'un corps solide. Mais les corps fibreux se développent lentement, ils tiennent à l'utérus et ils sont peu sensibles à la pression.

Une grossesse extra-utérine tubaire pourrait-elle simuler un kyste sanguin dans la trompe quand elle s'accompagne d'une métrorrhagie peu abondante, de longue durée, sujette aux redoublements et coïncidant avec le développement progressif d'une tumeur placée sur le côté de l'utérus? La grossesse extra-utérine s'accompagne presque toujours des symptômes rationnels et objectifs de la grossesse normale. Souvent on observe des nausées et même des vomissements; l'appétit devenu capricieux, l'irritabilité du caractère annoncent à la femme qu'elle est enceinte et lui en donnent la persuasion. Le développement de l'utérus, la tuméfaction des seins qui parfois même dès les premiers mois sécrètent, la coloration de l'aréole confirment le diagnostic.

On ne prendra pas pour un hématome ou une rétention de sang dans la trompe, la tuméfaction diffuse, pâteuse placée sur le côté de l'utérus, et appréciable surtout par le toucher vaginal. La présence actuelle ou antérieure de varices des parties génitales externes, une sensation de pesanteur pelvienne, s'accusant à chaque époque menstruelle ou après une station debout prolongée, feraient soupçonner l'existence du varicocèle ovarien.

PÉRITONITE SURAIGUE A LA SUITE D'INJECTIONS VAGINALES OU D'OPÉRATIONS PRATIQUÉES SUR L'UTÉRUS QUAND LES TROMPES SONT MALADES.

On s'accorde généralement à reconnaître que les morts rapides observées dans le cours d'affections utérines à la suite d'opérations, sont survenues chez des femmes qui présentaient des lésions plus ou moins anciennes des annexes de l'utérus. La salpingite en particulier est souvent suivie de ces accidents et les femmes qui en sont atteintes sont, comme le dit M. Lorain, en présence d'un « danger continuel, et sous le coup d'une menace de mort » (1).

« L'inflammation de la trompe aiguë ou chronique, dit Aran, expose les femmes à être prises de péritonite, d'une péritonite qui peut rester circonscrite, comme elle peut aussi se généraliser en un temps très-court et entraîner la mort en vingt-quatre ou trente-six heures. Or, ces péritonites peuvent éclater sous les influence les plus légères, par les causes les plus futiles, surtout dans les cas d'interventions chirurgicales sur l'utérus. »

Tantôt c'est un simple toucher ou même une injection vaginale pratiquée avec précaution, tantôt le cathétérisme utérin ou bien l'ablation d'une tumeur de la cavité utérine, d'un polype fibreux inséré au voisinage de la trompe, ou encore une opération pratiquée sur le col (amputation, cautérisations ou simples scarifications) qui sont l'occasion d'une terminaison fatale.

Leteinturier rapporte dans sa thèse quinze observations de mort par péritonite suraiguë, à la suite d'opérations pratiquées sur le col de l'utérus ; dans cinq, une inflammation vive des trompes avec l'exis-

(1) Lorain. Injections vaginales suivies de mort. Gaz. des hôp. 1873, p. 1114.

tence de pus dans leur cavité fut notée. La fréquence de la salpingite rencontrée dans des autopsies avait frappé M. Fontaine. « Après avoir examiné scrupuleusement sur le cadavre quel pouvait être le point de départ de ces explosions péritoniques, nous ne tardâmes pas à nous convaincre que, dans quelques cas, en dehors de toute phlogose péritonéale, il existe une salpingite produisant dans le conduit tubaire et surtout dans la portion avoisinante du pavillon, une certaine quantité de pus. Il suffit alors de presser même légèrement sur la paroi abdominale molle et flaccide, pour faire sourdre sur les franges plusieurs gouttes de ce liquide purulent plus ou moins épais ; ce qui suffit, sur un péritoine, déjà prédisposé à l'inflammation par le travail d'accouchement, pour faire éclater la péritonite.

« Or n'est-il pas possible, lors de l'injection, si on ne prend pas certaines précautions dans la manœuvre, dans les déplacements que l'on fait subir à la malade, si surtout on combine le toucher au cathétérisme, comme nous venions de le faire, de voir survenir une péritonite par un mécanisme analogue. » (1)

M. Lorain, dans un cas d'injection vaginale suivie de mort, explique par l'excitabilité nerveuse de l'appareil tubo-ovarien et le *pouvoir contractile des trompes*, la pénétration dans le péritoine du pus renfermé dans leur cavité. M. Dolbeau (communica-

(1) Fontaine. Thèse, 1869.

tion orale) se rattache volontiers à cette interprétation, qui toutefois ne s'appliquerait qu'à une série de faits.

Trois cas peuvent se présenter :

Tantôt la trompe enflammée contient du muco-pus; le pavillon est libre d'adhérences et les tuniques de la trompe ne sont pas altérées, ou même les fibres musculaires sont plus nombreuses, comme on l'observe pendant la grossesse et après l'accouchement.

Ou bien la trompe est convertie en un abcès dont les parois sont ramollies et devenues friables. Ou bien encore trompe et ovaire enflammés sont soudés l'un à l'autre au milieu d'un foyer de pelvipéritonite, avec loges multiples pleines de pus.

Dans le premier cas, une simple excitation (toucher, injections vaginales) suffit pour mettre en jeu la contractilité des trompes, et le liquide qu'elles renferment distille goutte à goutte dans la cavité du péritoine. Si ce liquide n'est que du muco-pus ou s'il s'échappe en petite quantité, les symptômes de péritonite seront passagers et atténués. S'il tombe en plus grande abondance ou d'une façon continue, la péritonite sera généralisée et grave.

Quand les parois de la trompe converties en abcès sont profondément altérées, la rupture peut être provoquée par un accouchement, par un avortement, par la pression sur les parois abdominales, ou même être spontanée et survenir à une époque menstruelle : un simple toucher a été suivi de la perforation d'une collection purulente tubaire.

Si des adhérences formées par la pelvi-péritonite isolent les poches purulentes, le pus ne se déversera dans la cavité péritonéale que quand des déplacements brusques seront imprimés à l'utérus (redressement d'une déviation utérine par l'hystéromètre), ou quand les annexes seront tiraillées (abaissement du col dans l'amputation).

Dans tous ces faits, il n'est pas nécessaire d'invoquer une hypothèse telle que la congestion par action réflexe, ou la propagation d'une lymphangite partie du col. Si l'on agit sur l'utérus alors que les annexes sont peu altérées, au moment d'une époque menstruelle, la congestion physiologique s'exagère et des symptômes péritonitiques se manifestent. Mais la lymphangite doit donner rarement naissance à ces symptômes, et comme le dit Leteinturier : « il y a là une rapidité dans le développement des accidents qui va mal avec une lymphangite ou une congestion générale se propageant progressivement aux organes pelviens. »

Nous sommes persuadé que les altérations de l'ovaire et de la trompe ne sont pas les seules conditions qui prédisposent à une mort rapide dans le traitement chirurgical des affections utérines. Quand il existe un phlegmon péri-utérin avec phlébite des branches de l'hypogastrique, des manœuvres inopportunes feront craindre la rupture des caillots et la migration de leurs débris vers le cœur et les poumons (Trousseau). Quelquefois aussi une opération pratiquée sur le col provoque une infection purulente suraiguë (1). Mais on peut affirmer que souvent la péritonite coexiste avec une salpingite, et résulte de la pénétration du pus versé de la trompe dans le péritoine.

Nous n'avons pas à déterminer si les injections vaginales provoquent les accidents par un autre mécanisme (passage direct du liquide de l'injection à travers les trompes) : « la pénétration doit, d'après M. Richet, rencontrer de grands obstacles, et j'avoue pour mon compte ne pas m'expliquer d'une manière satisfaisante par le passage du liquide dans la cavité péritonéale, ces accidents observés à la suite d'injections dans le vagin ou même dans la cavité utérine.

M. Guyon qui a tenté sur le cadavre des injections forcées dans le vagin, en liant même les parois de ce conduit sur l'extrémité de la seringue, n'a jamais vu le liquide coloré dont il se servait aller au delà de la cavité du corps et du col. Il serait donc puéril de supposer que des injections vaginales sur le vivant, qu'on pousse toujours avec de certains ménagements, pourraient traverser ainsi le canal utérin, toute la longueur de la trompe, et arriver dans le péritoine, quand sur le cadavre, alors qu'on injecte le liquide avec force et qu'on l'empêche de rétrograder, on ne parvient pas à en faire passer une gouttelette dans le conduit tubaire. » (2).

En ce qui concerne les injections intra-utérines,

(1) Voir les Bullet. de la Soc. anat., 1873, pages 39 et 550.
(2) Richet. Anat. méd. chirurg. 3e édit. 1866, p. 813.

MM. Fontaine et Guichard ont montré que le liquide injecté dans l'utérus ne traverse jamais les trompes pour pénétrer dans la cavité péritonéale s'il est propulsé d'une façon lente, mesurée, et s'il reflue facilement vers le vagin, dès que la cavité utérine se trouve remplie sans être distendue. Mais sur le cadavre, si le tube qui sert à conduire l'injection est introduit au delà de l'orifice interne, si le liquide est projeté avec violence, il pénètre dans les trompes et de là dans le péritoine.

Aran disait n'avoir jamais observé d'accidents sérieux à la suite d'injections intra-utérines. Il est vrai, comme il l'indique lui même, que ne considérant pas ces injections comme une chose indifférente, il prit toujours les précautions suivantes : faire garder le repos aux malades, le jour et même le lendemain de l'injection, combattre par les fomentations laudanisées et l'administration d'opium les accidents douloureux, n'introduire dans l'utérus que des substances peu agressives, de l'alun ou de la teinture d'iode plus ou moins étendue d'eau.

M. Gallard ne craint pas, dans le traitement de la métrite interne, d'injecter des solutions de nitrate d'argent; mais il recommande de se servir d'une sonde souple, flexible, d'un diamètre peu élevé (n° 10 de la filière Charrière) et d'injecter doucement, progressivement, peu de liquide. Comme il pourrait arriver qu'on eût affaire à des sujets dont la contractilité utérine fût affaiblie et n'opposât que peu d'obstacles au passage du liquide par les trompes,

M. Richet rejette l'injection intra-utérine et préfère la cautérisation faite avec un caustique solide, le crayon de nitrate d'argent, qui n'a jamais entre ses mains provoqué d'accident.

Conclusion pratique : Un traitement local par des injections irritantes ne sera appliqué dans la métrite interne ou dans la vaginite, une opération ne sera pratiquée sur les organes génitaux que quand les annexes ne sont pas malades. S'il existe de la péri-métrite ou les signes probables d'une salpingite, on doit s'abstenir. Il ne faut agir directement sur l'utérus ou le vagin que dans les périodes de calme de l'état aigu, en dehors des époques menstruelles, dans les dix jours du milieu de l'intermenstruation (Courty). Que si même après avoir pris ces précautions, quelques symptômes de péritonite se manifestaient, on suivrait la ligne de conduite tracée par M. Lorain : « Eviter tout effort et toute cause d'excitation; ordonner le repos physiologique de l'organe, calmer la douleur et les accidents nerveux au moyen de préparations opiacées et d'injections hypodermiques, entretenir la liberté du ventre au moyen de lavements émollients, prescrire les injections émollientes dans le vagin et des bains de siége tièdes et prolongés, soutenir et immobiliser les parois abdominales au moyen d'un corset au collodion élastique, et enfin ne faire que les explorations strictement nécessaires à l'exactitude du diagnostic. »

INFLAMMATION ET ABCÈS DES TROMPES : ORIGINE ET TERMINAISON VARIABLES.

OBSERVATION I. — Pelvi-péritonite remontant probablement au dernier accouchement. — Rétroflexion utérine. — Péritonite généralisée.

Autopsie. — Adhérences des organes pelviens par des fausses membranes circonscrivant à gauche un abcès purulent. — *Inflammation des trompes*. — Métrite interne. — *Rétroflexion* maintenue par une fausse membrane. — (Observation recueillie par M. Cornil citée par M. Bernutz, clinique sur les maladies des femmes, tome II, p. 606.)

OBS. II. — Grossesses multiples. — Fausse couche. — Périmétrite. — *Rectite chronique*. — Engorgement et prolapsus du corps et du col de l'utérus et engorgement des trompes avec foyers purulents dans leur intérieur. (*Bulletin de la Société anatomique*, 1848. — Obs. recueillie par M. Notta.)

OBS. III. — Blennorrhagie. — Pelvi-péritonite. — Pleurésie mortelle. — Autopsie : Adhérences péritonéales et collection purulente. — La trompe droite est distendue par du pus. — Oblitération de la trompe gauche (Bernutz et Goupil, tome II, obs. 1, p. 13).

Analyse. — Une jeune fille de 18 ans, qui jusqu'alors avait été exempte de douleurs abdominales, mais chez laquelle on notait une irrégularité de la menstruation et l'existence d'une leucorrhée habituelle est prise tout à coup, le douzième jour d'une blennorrhagie, de pelvi-péritonite.

Le vingtième jour, entrée de la malade à l'hôpital, où l'on constate une douleur très-vive occupant la région hypogastrique, marquée surtout à gauche.

Par le toucher vaginal, on sent une tumeur circonscrivant les trois quarts du pourtour du col utérin.

La pression est très-pénible dans toute l'étendue de la tuméfaction, ainsi que la recherche de la mobilité de l'utérus.

A l'autopsie, on trouva les ovaires sains, ainsi que le tissu cellulaire des ligaments larges ; mais les deux trompes étaient enflammées, adhérentes aux ovaires. Le pavillon de la trompe droite, très-dilaté, était distendu par du pus verdâtre.

Obs. IV. — *Ecoulement vaginal.* — Plaques muqueuses. — Suppression menstruelle. — Pelvi-péritonite. — *Variole maligne rapidement mortelle.*

Adhérences péritonéales. — Déviation utérine. — *Inflammation des trompes.* (Bernutz et Goupil, tome II, observation 2, p. 25).

Analyse. — Au moment où les symptômes de péritonite éclatent, on peut constater, malgré les douleurs vives et la contraction des muscles de l'abdomen provoquées par la palpation, une ***tuméfaction dure, résistante, allongée transversalement en forme de corde paraissant occuper le ligament large droit.***

Le vagin dont la sécrétion est peu abondante présente au toucher une chaleur notable dans le cul-de-sac postérieur.

En arrière du col, qui est porté en totalité en haut derrière les pubis on sent une tumeur arrondie, résistante, très-douloureuse à la pression.

Les altérations des trompes constatées à l'autopsie sont intéressantes :

« Les trompes se portent en haut et viennent s'appuyer sur les vaisseaux iliaques externes. En ce point, le péritoine de la trompe gauche présente une fausse membrane molle, blanchâtre, peu étendue, appliquée sur la séreuse, et qui lui adhère intimement. Les trompes sont toutes deux volumineuses, flexueuses, finement injectées à leur surface, surtout dans les deux tiers externes ; elles donnent au toucher la sensation d'un cordon dur, ferme, presque plein. Des deux côtés on ne peut trouver les franges du pavillon qui est complètement adhérent à l'ovaire, ce que démontre l'insufflation des trompes par l'extrémité utérine qui les distend sans qu'il s'échappe une seule bulle d'air.

Sur les deux trompes le péritoine est doublé d'un tissu cellulaire finement vascularisé, qui lui donne la coloration rougeâtre qu'elles présentent extérieurement.

La cavité de la trompe gauche est remplie d'un liquide épais, de consistance sirupeuse, couleur lie de vin, dans laquelle on ne trouve aucun caillot; la muqueuse qui la tapisse, après avoir été lavée avec soin, est villeuse, comme tomenteuse, d'une couleur gris-rougeâtre; elle forme des plis longitudinaux et présente plus de 0,002 d'épaisseur, mais il faut noter que dans cette épaisseur on comprend l'enveloppe blanche, fibreuse, parcourue de nombreux vaisseaux qui l'injectent finement.

La trompe droite offre le même aspect extérieur, si ce n'est qu'elle est un peu moins injectée que la gauche; ses dimensions sont également un peu moindres. La muqueuse, bien que tomenteuse et épaissie, d'un gris assez foncé, est moins injectée que celle de la trompe opposée, et le liquide qu'elle contient est constitué seulement par du muco-pus épais qui ne peut s'échapper par suite des adhérences intimes de cette trompe à l'ovaire.

Les deux ovaires peu volumineux ne contiennent ni caillots, ni corps jaunes: leur membrane fibreuse est dure, épaisse et recouverte de nombreuses cicatricules. »

Obs. V. — Bonne santé habituelle. — *Avortement* à trois mois de grossesse. — Symptômes d'une pelvi-péritonite subaiguë avec douleurs sourdes, profondes, revenant surtout la nuit. — Le soixante-dix-huitième jour, ictère, délire, coma. — A l'autopsie, utérus sain, intégrité parfaite des sinus utérins, des veines ovariennes et hypogastriques. — Stigmates d'une pelvi-péritonite bi-latérale et postérieure. — Collections purulentes ayant pour parois le pavillon de la trompe auche et la face antérieure de l'S iliaque. — Collections purulentes dans chacune des deux trompes occupant la partie la plus interne de ces deux conduits. (Observation recueillie par M. Durante, citée par M. Bernutz, tome II, page 73).

Obs. VI. — Menstruation très-irrégulière; douleurs abdominales et névralgiques; leucorrhée habituelle.

Le deuxième jour de l'écoulement des règles, immersion prolongée des mains dans l'eau froide. — *Suppression de l'écoulement menstruel.* — Immédiatement malaise, douleurs abdominales, particulièrement vers la fosse iliaque gauche, qui augmentent graduellement les jours suivants. — Le septième jour, constatation d'une tumeur occupant la partie latérale droite de l'utérus. — Application de sangsues sur le col, amélioration progressive. — Retour régulier de la menstruation et guérison presque complète. — Dix jours après *fièvre typhoïde*.

Autopsie. — Adhérences de la trompe droite à l'ovaire correspondant, circonscrivant un foyer muco-purulent intra-péritonéal ; ovaires sains. — La trompe droite, dont la muqueuse épaissie présente une légère injection, contient du muco-pus. (Bernutz et Goupil, tome II, observation 7 page 60).

Obs. VII. (Personnelle). Phthisie pulmonaire. — Ostéite de la phalange du pouce. — *Abcès des trompes se vidant par le rectum.* — Péritonite.

Kyser (Marie), âgée de 22 ans, couturière, entre le 26 avril 1873, dans le service de M. le Dr Després (hôpital Cochin), pour un abcès du pouce.

Plusieurs mois avant son entrée à l'hôpital, elle fut traitée dans le service de M. Lasègue, comme atteinte d'une tumeur péri-utérine. Les règles, qui étaient douloureuses et suivies de flueurs blanches avant l'apparition de cette tuméfaction n'ont pas reparu. Depuis quatre mois il existe une fistule au-dessous de l'éminence thénar au niveau de l'articulation de la phalange du pouce avec le métacarpien (arthrite et ostéo-périotiste). Il sort par la pression un pus séreux dans lequel nagent quelques grumeaux caséeux.

K..., se plaint d'une diarrhée incessante et de pertes blanches abondantes. L'examen au spéculum ne décèle aucune altération du col de l'utérus et du vagin. Le toucher vaginal permet de sentir dans le cul-de-sac postérieur une résistance mal limitée. Le toucher rectal fait mieux apprécier cette tuméfaction qui aplatit le rectum.

On observe en même temps les signes d'une tuberculose pulmonaire avancée, et l'on pense à une tuberculose probable des organes génitaux. Dans le courant de septembre, la consomption devient rapide. Les signes d'une phlegmasia alba dolens des deux membres inférieurs apparaissent.

24 septembre. — La malade rend par l'anus des flots de pus et de sang.

10 octobre. — Elle est prise de symptômes de péritonite.

Autopsie. — Pneumonie caséeuse des deux poumons sans granulations miliaires apparentes. — Pas de péritonite tuberculeuse. Ganglions mésentériques non hypertrophiés.

Pus dans le petit bassin. — Inflammation et thrombose des veines iliaques internes. — Caillots jusque dans les iliaques primitives.

L'utérus est pâle ; sa muqueuse est lisse et saine.

A l'origine de chaque trompe, petit abcès du volume d'un haricot au-dessous du conduit qu'il semble comprimer ; ils contiennent un pus épais.

Le pavillon de la trompe droite, dilaté, renferme du pus crémeux. *La pression en fait sortir par l'orifice peritonéal.*

La trompe gauche est largement dilatée; on ne reconnaît pas le pavillon, et l'extrémité de la trompe va se perdre et faire corps avec une masse du volume d'un petit œuf de poule, à parois épaisses et adhérentes au rectum. La section montre une cavité irrégulière dont la face interne est noirâtre.

Deux petites perforations établissent une communication avec la cavité de l'intestin. Le kyste contient peu de pus, il semble affaissé. — Les deux ovaires atrophiés sont refoulés en avant.

Obs. VIII. — Tumeur dans le flanc gauche, indépendante des parois abdominales. — Fièvre. — Gonflement du ventre, diarrhée, affaiblissement rapide. — Mort.

Suppuration de l'ovaire et de la trompe de chaque côté.— Communication de la trompe gauche avec le rectum. — Péritonite, *entérite ulcéreuse*. (Observation de Dalmas, journal hebdomadaire, 1828, tome I, p. 114, partiellement rapportée par M. Andral. Précis d'anatomie pathologique, tome II, p. 701.)

Faits de péritonite suraigue a la suite d'injections vaginales ou d'opérations pratiquées sur l'utérus. — trompes malades et déversant du pus dans le péritoine.

Observation. I. — Malade entrée dans le service de Valleix pour se faire traiter d'une blennorrhagie. — Rétroversion de l'utérus. — A la suite d'*injections* vaginales, symptômes de péritonite. — Mort après quarante-huit heures.

A l'autopsie : « le petit bassin contenait environ 100 gr. d'un liquide séro-purulent. L'utérus était d'une couleur jaunâtre, légèrement rosée, d'une consistance ferme; les ligaments larges violacés, épais, les trompes d'un rouge livide, comme infiltrées, surtout à droite; le pavillon de la trompe droite d'un rouge violacé très-intense. » Les ovaires volumineux renfermaient plusieurs caillots sanguins *annonçant une époque menstruelle.*

Réflexions. — « L'invasion subite des accidents au moment d'une injection, cette douleur violente vers l'ovaire droit, que l'autopsie nous montre enveloppée de pus, et les divers symptômes d'une péritonite suraiguë, ne laissèrent point de doute à M. Valleix sur la pénétration du liquide de l'injection dans l'utérus entr'ouvert et dans la trompe. Je dois ajouter, toutefois qu'une injection poussée fortement dans l'utérus après la mort, ne put pénétrer dans les trompes. ». (Observation citée, et réflexions, par A. Voisin, *de l'Hématocèle rétro-utérine*, 1860, p. 63 et suivantes).

Obs. II. — Abaissement et rétroversion. — *Cathétérisme.* — Redressement de l'utérus peu douloureux au moment où il est effectué. — Quelques instants après, douleur abdominale. — Péritonite rapidement mortelle (3 ou 4 jours). — Collection purulente intra-péritonéale. — Utérus sain. — *Epanchement sanguin dans chacune des trompes.* — (Observation de M. Noël Gueneau de Mussy, extraite du rapport de M. Depaul, fait à l'Académie de médecine sur le traitement des déviations utérines par les pessaires intra-utérins, 1854.) — Citée par M. Bernutz, *Clin. méd.*, t. II, p. 197.

Obs. III. — Dysménorrhée : stérilité. — Rétrécissement de l'orifice utérin. — Incision; *dilatation* à l'aide de sondes d'argent. — A la suite de l'introduction d'un dilatateur, péritonite. — Intégrité de la cavité abdominale proprement dite. — Bassin rempli de pus. — Mucus sanguinolent dans la cavité utérine, ramollissement partiel de sa face postérieure. — Injection considérable du pavillon de la trompe droite, qui contient des mucosités sanguinolentes. (Observ. de M. Oldham, extraite du rapport de M. Depaul à l'Académie de médecine, citée par M. Bernutz, *Clin. méd.*, t. II, p. 198.)

Obs. IV. — Péritonite ancienne; rétroversion. — *Amputation du col* par l'écraseur linéaire. — Mort. — La trompe gauche volumineuse, grosse comme le doigt, contient du pus. (Observation prise dans le service du Dr Chassaignac, citée par Leteinturier. — Thèse, 1872).

Réflexion. — Les douleurs abdominales persistant après une couche déjà éloignée, la présence de tumeurs dures, sensibles, autour de l'utérus, annonçaient un état inflammatoire latent des annexes, et en particulier de la trompe que l'opération devait réveiller.

Obs. V. — Périmétrite, suite de couches. — *Scarifications* superficielles sur le col de l'utérus. — Quelques heures après, frisson violent, douleur très-vive dans le ventre, péritonite.

Autopsie. — Péritonite généralisée. — Les ovaires et les trompes sont très-altérés. — Muqueuse de la trompe droite épaissie, vivement injectée et tapissée par une matière trouble, comme purulente. — La trompe gauche contient du pus sanieux. (Observation d'Aran. — *Leçons cliniques sur les maladies de l'utérus*, p. 647, résumée.)

Obs. VI. — Ancienne pelvi-péritonite. — Col volumineux; ulcération fongueuse et facilement saignante sur la lèvre postérieure. — Palper hypogastrique douloureux, dans la direction des annexes utérines du côté gauche. — *Cautérisation au fer rouge*; huit jours après, péritonite. — Ovaire gauche détruit par la suppuration, pus dans la trompe gauche. (Observation prise dans le service de M. Cusco, rapportée par Leteinturier, thèse, p. 11.)

Obs. VII. — Péri-métrite survenue deux mois après un accouchement. — Menstruation irrégulière; constipation habituelle; flueurs blanches; rapprochement sexuel douloureux. — Rétroflexion : *cathétérisme* utérin ; on cherche à redresser le fond de l'utérus. — Dans les vingt-quatre heures après l'emploi de l'hystéromètre, développement d'une péritonite.

Autopsie : adhérences péritonéales anciennes dans la cavité pelvienne. — Métrite interne : épaississement de la muqueuse utérine au voisinage des trompes. — *Collection purulente dans les trompes ;* quand on presse la trompe gauche, il s'en échappe du mucus comme purulent. (Siredey, thèse inaugurale, 1860 : Observation XIII.)

Obs. VIII. — Kormann rapporte un fait de mort rapide survenue à la suite d'une *injection intra-utérine.* — A l'autopsie, on trouve une salpingite purulente. (*Revue des sciences médicales*, t. II, p. 743.)

Obs. IX. — Une jeune fille de 16 ans ressent, à la suite de rapports sexuels subis pour la première fois, des douleurs dans le bas-ventre; elle est atteinte, trois semaines après, de *vaginite* probablement spécifique. — *Injections vaginales* avec une solution peu concentrée de nitrate d'argent. — Quelques heures après, douleurs très-vives, anxiété. — Péritonite.

M. Tardieu fit l'autopsie; il constata une métrite de la muqueuse avec suppuration; *les trompes étaient remplies de pus*, dont une partie s'était écoulée dans le péritoine et y avait causé une péritonite diffuse. (Observation recueillie dans le service de M. Lorain, publiée dans la *Gazette des hôpitaux*, 4 décembre 1873.)

Obs. X et XI. — M. Dolbeau a observé deux faits de péritonite suraiguë, et à l'autopsie, il rencontra une tubite purulente, dont le contenu pouvait passer librement par l'orifice péritonéal dans la cavité abdominale.

Dans un cas, il s'agissait d'une jeune fille violée et ayant contracté une blennorrhagie aiguë. Une injection vaginale d'eau de guimauve faite avec précaution fut suivie tout à coup des symptômes de péritonite.

L'autre a trait à une femme, jeune encore, dont l'avortement fut suivi d'accidents qu'on rattacha à une métro-péritonite probable. (Communication orale.)

Obs. XII. — Cas de MM. Brouardel et Martin, chez M. Gosselin, à la Pitié : le *simple toucher* à la visite du soir, chez une femme de 42 ans, est suivi de mort au bout de trente-six heures.

A l'autopsie, on trouva de la suppuration dans les deux trompes dilatées. (Communication verbale faite à M. Lorain, *Gazette des hôpitaux*, 1873, p. 1114).

FAITS DE RUPTURE ET DE PERFORATION D'ABCÈS DES TROMPES.

Observation Ire. — Extrait d'une observation recueillie par Gendrin :

« Une femme de 23 ans *avorte à trois mois et demi* de grossesse; quinze jours après, péritonite suraiguë à laquelle elle succombe.

« A l'autopsie. on rencontra les altérations de la métrite interne, et de plus :

« Dans l'épaisseur de la trompe gauche se trouvait un foyer situé à l'origine utérine de la trompe. Ce foyer aurait pu contenir une petite châtaigne; il était à parois molles, grisâtres, remplies d'un pus gris. Les parois étaient minces, *perforées* antérieurement : là, un trou de deux lignes de diamètre, à bords arrondis, mous, communiquant du foyer dans la cavité péritonéale.

« Les ovaires, les ligaments larges, les vaisseaux du bassin étaient sains. » (L. Verjus. — *Des abcès des annexes de l'utérus.* — Th. 1844.)

Obs. II. — Menstruation régulière, mais très-douloureuse. — Dans l'espace de trois ans, trois grossesses heureuses. — Depuis la dernière, métrorrhagies fréquentes. — Cancer du col de l'utérus. — Trois heures après un double *toucher*, nécessaire pour reconnaître l'étendue de la production organique, développement d'une péritonite suraiguë.

Petite *perforation* de la trompe gauche distendue par du pus et dont le pavillon est oblitéré. — Inflammation chronique de la muqueuse utérine. (Observation de M. A. Chipault, recueillie dans le service de M. Maisonneuve, et citée par M. Bernutz, *Clin. méd.*, t. II, p. 182).

Obs. III. — *Fausse-couche* depuis laquelle F.... n'est pas redevenue enceinte, menstruations très-douloureuses; douleurs vives vers la fosse iliaque gauche, s'irradiant dans la partie interne de la cuisse correspondante. — Dans le cul-de-sac latéral gauche tumeur saillante, un peu bosselée, légèrement pâteuse : Pelvi-péritonite. — Au quatrième jour d'une menstruation, péritonite suraiguë, et mort.

Péritonite généralisée. — Abcès enkysté, ancien dans la trompe droite : *perforation* de cet abcès. — Abcès récent enkysté dans la trompe gauche. — Adhérence ancienne entre l'utérus et le rectum. — Le tissu cellulaire des ligaments larges est sain. — Observation recueillie par M. Almagro, citée par M. Bernutz; *clinique médicale*, tome II, p. 247.

Obs. IV. — Grossesse de sept mois. — Abcès de la grande lèvre ouvert avec le bistouri.— *Avortement*. — Péritonite généralisée. — Mort au onzième jour. (M. Verneuil.).

« L'autopsie montre une collection considérable remplissant tout le petit bassin et la fosse iliaque droite.

Le pus entraîné par le lavage : on reconnaît une ovarite suppurée, avec dilatation et *rupture* de la trompe correspondante...» (J. Cornillon, accident des plaies pendant la grossesse. — Observation XXIV, thèse 1872.)

Obs. V, VI et VII. — Courty, cite trois exemples de perforation d'abcès de la trompe dans le péritoine. Deux ont été recueillis par E. Wagner de Leipsick. Dans un cas cet accident survint à la fin du huitième mois de la grossesse; l'autre fut observé dans le cours d'une syphilis. Le troisième fait a été remarqué par H. V. Depauer, de Kochel, chez une femme stérile, et, après une interruption prolongée des règles. (Courty, traité des maladies de l'utérus, 1872, p. 594.)

Obs. VIII. — Phthisie pulmonaire. — Kyste de l'ovaire gauche. — Prolapsus utérin. — *Inflammation et abcès des trompes*; épanchement de pus dans une cavité accidentelle communiquant au dehors par une fistule à l'hypogastre. — *Perforation* de cette cavité accidentelle. — Epanchement de pus dans le péritoine. — (Puech, *Gazette des Hôpitaux*, 1860, p. 517).

Nous devons à l'obligeance de M. le professeur Dolbeau, l'observation suivante recueillie dans le service de M. Nélaton.

Obs. IX (Résumée). — *Corps fibreux de l'utérus inséré au voisinage de l'orifice utérin de la trompe droite. — Abcès de cette trompe rompu dans le péritoine.*

Une femme de 44 ans, grande, assez robuste, mais anémique, entre les premiers jours d'avril 1853, dans le service de M. Nélaton, comme atteinte de métrorrhagie continue depuis trois semaines. — Réglée à 14 ans, elle s'est bien portée jusque dans ces dernières années : depuis trois ans, elle ressent des douleurs dans la région hypogastrique avec irradiation vers le sacrum et vers les cuisses; les règles sont abondantes et douloureuses.

Le toucher vaginal et le palper abdominal combinés permettent de porter le diagnostic de : Corps fibreux volumineux de l'utérus en voie d'évolution spontanée.

Le 15 avril. De nombreuses érignes implantées dans la tumeur l'abaissent et le pédicule est facilement coupé : un petit débridement de la vulve favorise la sortie du corps fibreux. Aussitôt après, le col reprend sa situation normale. M. Nélaton montre combien cette opération est simple « plus effrayante que dangereuse et dont les suites seront très-probablement heureuses. »

20 avril. — Quelques vomissements, du ballonnement avec sensibilité de l'hypogastre, de la constipation; un pouls petit, fréquent; une langue sèche et l'altération des traits annonçent une péritonite. — Le palper abdominal permet de constater dans la région suspubienne gauche une tuméfaction profonde : le toucher vaginal décèle la présence d'une tumeur rétro-utérine. M. Nélaton pense à l'existence d'une péritonite localisée et circonscrite au petit bassin.

25 avril. Mêmes symptômes mais plus accusés.

Le 1er mai. Vomissement très-fréquents. — Ballonnement du ventre déterminant une asphyxie progressive. — Mort.

Autopsie. — Péritonite presque généralisée. Deux cavités circonscrites par des adhérences, renfermant du pus correspondant aux deux tumeurs trouvées pendant la vie.

Rectum sain. Vessie rétractée mais non enflammée.—Utérus un peu volumineux, recouvert de fausses membranes; il présente vers le bord droit de sa face postérieure un corps fibreux du volume d'une datte; sur la face postérieure trois autres petits corps fibreux sous-péritonéaux.

Annexes plongées dans des produits de nouvelle formation (pelvi-péritonite) : on retrouve néanmoins le ligament rond, droit et la *trompe droite*. Celle-ci est du volume du petit doigt, jaunâtre, *distendue par du pus :* la pression en fait sortir par une *fissure* placée au milieu de la longueur du canal : le pavillon méconnaissable se confond avec une masse renfermant probablement l'ovaire. On peut introduire dans le tube fendu en travers un stylet allant librement vers l'utérus, et aboutissant vers les parties adhérentes du pavillon.

Le vagin renferme quelques mucosités purulentes. Le col

de l'utérus est rouge, un peu tuméfié : une petite déchirure correspond à la partie gauche du canal cervical.

La cavité utérine assez vaste contient surtout vers l'angle droit, *au niveau de l'embouchure de la trompe, un peu de pus :* là on remarque une surface dépourvue de muqueuse, noirâtre, fongueuse, lieu assuré de l'implantation du corps fibreux.

Pour M. Nélaton, l'inflammation serait partie de ce point pour se propager à la trompe. Le pavillon étant oblitéré, le conduit est devenu le siège d'une collection purulente qui a pu se rompre dans la cavité abdominale.

FAITS D'HÉMORRHAGIE ET DE RÉTENTION SANGUINE DANS LES TROMPES ENFLAMMÉES OU OBTURÉES

OBS. I. — *Kyste séro-sanguin dans la trompe.* — Femme de 30 ans, morte trois jours après un *accouchement laborieux.*

A l'autopsie, on trouve l'ovaire droit volumineux et gorgé de sang : « La trompe du même côté, est vers le milieu de sa longueur dilatée en forme de kyste, de manière à pouvoir contenir un gros œuf de poule. Ce kyste à parois lisses et minces est rempli de sérosité rougeâtre ; il n'offre point de traces de déchirures, le pavillon est engorgé et pénétré de sang... » Dance (*Archives de médecine*, 1829.)

OBS. II. — Avortement. — Sang dans les trompes.

Une femme, récemment avortée, à un terme très-peu avancé, est prise d'une inflammation de l'utérus et du péritoine à laquelle elle succombe, l'extrémité ovarique de la trompe gauche est de la grosseur d'un petit œuf de poule, adhérente à l'ovaire qu'elle enveloppe en grande partie; elle est rouge, très-vasculaire, et contient du sang fluide; les parois de cette poche ont une demi ligne d'épaisseur. La trompe droite est oblitérée à son pavillon qui est gros comme le doigt, dépourvu de franges et adhérent à l'ovaire par quel ques brides cellulaires; du sang fluide y est aussi contenu ; les restes d'un petit kyste séreux déchiré sont appendus à l'ovaire de ce côté. (Boivin et Dugès, maladies de l'utérus, 1833, tome II, p. 586.)

OBS. III. — Menstruation irrégulière; quelques métrorrhagies; flueurs blanches habituelles, sans cause appréciable; apparition, quelques jours après une perte, des symptômes d'une hémorrhagie abdominale.

Autopsie. Épanchement intra-pelvien.

Augmentation du volume de la trompe droite, qui atteint les dimensions du doigt médius; hypertrophie considérable de ses parois ; caillot sanguin, limité à la partie externe de la trompe qui, ramollie, offre une déchirure transversale, située à 1 centimètre de l'extrémité terminale. (Pauli, *Gazette des hôpitaux*, 1847, p. 155.)

Obs. IV. — Follin présente à la Société de chirurgie une hématocèle rétro-utérine :

« Chaque trompe est dilatée par un liquide épais, brunâtre, en grande partie formé par du sang. A droite, l'extrémité dilatée de la trompe se termine dans une masse sanguine jaunâtre, du volume d'un œuf, qui occupe la partie postérieure et latérale de l'utérus ; à gauche, il n'y a point de tumeur en dehors de la trompe dilatée.

« Les ovaires sont assez volumineux, mais on ne trouve point d'épanchement sanguin à leur intérieur. » (*Gazette des hôpitaux*, 1855, p. 260.)

Obs. V. — Bonne santé habituelle. A 28 ans, métrorrhagie continuelle, augmentant d'intensité à chaque époque menstruelle. A la suite d'une émotion morale, douleurs vives dans le ventre, lipothymies, météorisme. Mort au milieu des phénomènes généraux d'une hémorrhagie interne, sans aucun écoulement sanguin extérieur.

A l'autopsie. Épanchement de sang dans l'abdomen ; tous les organes sains, excepté la trompe gauche, qui présente une tumeur contenant des caillots sanguins, et du volume d'un œuf de pigeon, où existe une déchirure ayant donné lieu à l'hémorrhagie. L'orifice utérin de la trompe est fermé par une petite tumeur fibreuse. (Fauvel, *Bull. de la Soc. anat.*, xxxe année, 1855, p. 395.)

Obs. VI. — *Aménorrhée* complète jusqu'à 24 ans ; à cette époque, douleurs, lombaires et abdominales de quelques jours de durée. Depuis, douleurs dysménorrhéiques chaque mois et durant deux ou trois jours. Depuis deux ans, manifestation d'une grosseur du volume d'un œuf environ, dure, peu douloureuse, venant à certains moments faire saillie à la partie droite et inférieure de l'abdomen.

Pendant la convalescence d'une *fièvre typhoïde*, cette tumeur devient douloureuse et détermine une réaction fébrile.

Entrée de la malade à l'hôpital, où l'on constate par la palpation abdominale, une tuméfaction persistante, arrondie, tendue, occupant la partie latérale droite de l'hypogastre, et simulant une hématocèle péri-utérine.

Apparition d'un flux sanguin par la vulve, et expulsion de quelques caillots. Ponction de la tumeur hypogastrique. Mort.

Imperforation des deux trompes : tumeur sanguine considérable formée à gauche par la trompe énormément distendue. (Besnier, *Bull. de la Soc. anat.*, 2e série, t. III, juin 1858.)

Obs. VII. — Métro-péritonite ; suite de couches ; aménorrhée ; accidents de congestion sanguine dans le bas-ventre ; leucorrhée abondante : jamais aucun signe de grossesse ne s'est manifesté depuis (quinze ans). Mort à la suite de pneumonie.

Autopsie. — « On trouva un utérus un peu plus volumineux que dans le cas de vacuité, retenu dans le fond de l'excavation pelvienne par des adhérences qui l'enclavent du côté gauche. La face postérieure est libre, mais elle est entourée par deux corps saillants, cylindriques, flexueux, qui ont presque le volume du pouce ; il me fut aisé de reconnaître que ces corps étaient constitués par les deux *trompes dilatées, contenant un liquide brun, visqueux*, inodore et coulant à peu près comme le ferait un sirop de médiocre consistance. Les deux pavillons de ces trompes distendues étaient complètement oblitérés, et, avant de les avoir ouvertes, il m'avait été impossible de vider ces cavités, même en les comprimant avec force, rien ne s'échappant ni dans le bassin, ni dans le corps de l'utérus. » (Becquerel, *Traité clin. des mal. de l'utérus*. Paris, 1859, t. II, p. 278.)

Obs. VIII. — (Personnelle). *Inflammation des trompes ; hématome de la trompe droite ; hématocèle rétro-utérine consécutive.*

D..., âgée de 37 ans. A 24 ans, accouchement laborieux ; depuis, symptômes pénibles à l'approche des règles. En décembre 1872, au moment d'une époque, sans cause appréciable, douleurs hypogastriques, pâleur, perte des forces, mais pas de syncope. Les pertes sont moins copieuses que les mois précédents, et le sang qui s'écoule est *moins naturel* (*sic*).

Cet état persiste pendant un mois, et le 8 janvier, D... entre à l'hôpital. Pâleur; pas de fièvre; aucun frisson; marche possible, mais station debout pénible; élancements douloureux vers la cuisse et vers le rein droit.

Par le palper abdominal, on sent vers la fosse iliaque droite une *tumeur* du volume d'un marron, ferme, arrondie, peu mobile; la pression réveille une douleur vive. Col de l'utérus porté à gauche; rien dans les culs-de-sac du vagin. Par l'ouverture du col suinte un peu de *sang brunâtre et poisseux*, ayant les caractères du sang qui se trouve dans les poches hématiques anciennes.

Pendant quelques jours, les pertes se suspendent pour reparaître le 20 janvier. La pâleur et la faiblesse sont plus marquées; saillie molle, dépressible dans le cul-de-sac postérieur; le toucher rectal permet de sentir une tumeur rétro-utérine. En déprimant la paroi abdominale, on aperçoit un empâtement profond.

30 janvier. — Symptômes de péritonite.

Le 3. La malade succombe.

Autopsie. — Péritonite adhésive généralisée; entre les circonvolutions intestinales quelques caillots mous. Entre l'S iliaque et le cæcum, masse de sang à demi-coagulé qui plonge vers le bassin et se continue avec des caillots péri-utérins.

Dans le cul-de-sac recto-utérin et à droite, vers le pli de Douglas, le péritoine est rompu. Le tissu cellulaire du petit bassin, celui du ligament large droit, est rempli de caillots sanguins, mous et friables.

Dans l'épaisseur de ce ligament, une masse ferme, arrondie, de la forme et du volume d'un gros œuf de poule, soulève le péritoine et fait relief au-dessus du niveau du fond de l'utérus : c'est la *trompe droite dilatée, remplie par un caillot.* Cette trompe, après un trajet de 3 centimètres, aboutit à une sorte d'entonnoir : en ce point, aucune rupture de ses tuniques, dilatation pure et simple de son canal. C'est dans cette loge, placée à la partie supérieure du ligament large droit qu'était fixée la *masse hématique*, ferme et résistante qui, perque pendant la vie à l'aide du palper abdominal, avait fait tout d'abord penser à un corps fibreux.

Cette masse, enlevée facilement en totalité, offre un aspect extérieur lisse, luisant : elle est enveloppée par une pellicule transparente, brisée en un point, là où la masse se continue avec les caillots plus récents, infiltrés dans le tissu cellulaire du petit bassin. Incisée, elle offre des couches plus fermes et moins foncées vers le centre ; et, au centre même, il existe un noyau grisâtre, constitué essentiellement par de la fibrine.

L'ovaire droit, refoulé à la base du ligament large, fut difficilement retrouvé; on ne le reconnut que par quelques vestiges plongés dans une masse gélatineuse. L'ovaire gauche est atrophié. A l'origine de chaque trompe, abcès déformant et rétrécissant le conduit. Les vaisseaux des ligaments larges ne sont pas variqueux. (Publiée dans le *Progrès médical*, 18 avril 1874.)

INDEX BIBLIOGRAPHIQUE.

ANDRAL. — Clin. méd. et précis d'anat. pathol. 1829.

ARAN. — Leç. clin. sur les maladies de l'utérus. 1858-1860.

BAILLIE. — Traité d'anat. pathol. 1803.—Trad. par Ferrrall.

BARLOW. — The London and Edinburg. — *Monthly journal*, 1841, p. 877.

BAUDELOQUE. — Traité de la périt. puerpérale. 1830,

BECQUEREL. — Traité clin. des mal. de l'utérus. 1859.

BÉHIER. — Mal. des femmes en couches (Clin.. 1864).

H. BENNETT. — Traité prat. de l'infl. de l'utérus; trad. par Aran. 1850.

G. BERNUTZ (1848). — Mém. sur les ac. produits par la rétention du flux menstruel.

BERNUTZ et GOUPIL. — Clin. méd. sur les mal. des femmes. Paris, 1850.

BISCHOFF. — Traité du dévelop. de l'homme et des mammifères. Paris, 1843.

Mad. BOIVIN. — Rech. sur les causes les plus fréq. et les moins connues de l'avortement. Paris, 1828.

BOIVIN et DUGÈS. — Traité prat. des mal. de l'utérus. 1833.

BRIERRE DE BOISMONT. — De la menstruation. 1842.

BROUARDEL. — De la tuberc. des org. gén. de la femme. Paris, thèse, 1865.

BURDACH. — Traité de physiologie, trad. par Jourdan. Paris, 1837.

J.-L. CHAMPIONNIÈRE. — Lymphangite utérine. Thèse, 1870.

CHÉREAU. — Mém. pour servir à l'hist. des mal. des ovaires. Paris, 1844.

F. CHURCHILL. — Traité prat. des mal. des femmes, trad. par Wieland et Dubrisay, 2e édit., p. A. Le Blond. 1874.

COSTE. — Hist. gén. et partic. du développ. des corps organisés, 1847.

COURTY. — Traité prat. des mal de l'utérus. 1872.

CRUVEILHIER. — Anatomie descriptive.

— — Traité d'anat. pathol. générale. 1849-1864.

DEVALZ. — Du varicocèle ovarien. 1858.

DUVERNOY. — Leç. d'anat. comparée de Cuvier. — Paris, 1845, t. VIII.

FALLOPE. — Obs. anat. Francfort, 1600.

FENERLY. — Th. 1855.

Flourens. — Cours sur la génération, recueilli par Deschamps. — Paris, 1836.

Fontaine. — Rech. sur les inj. utérines après l'accouchement. — Th. 1869.

Franck. — Edit. française. Paris, 1842.

Frarier. — Et. sur le phlegmon des ligaments larges. 1868.

Fritsch. — De l'hématocèle rétro-utérine. — Leipsig.

Gallard. — Leç. clin. sur les mal. de femmes. 1873.

— — Thèse 1855.

Gendrin. — Traité philos. de méd. pratique. 1839.

Gosselin. — Phlegmon chron. péri-utérin, avec redoubl. inflamm. (*Union méd.*, janv. 1855. — *Gaz. des hôpitaux*, 1862.)

De Graaf. — De mulierum organis generationi inservientibus. — Leyde, 1672.

Guichard. — Thèse, 1870.

Guyon. Thèse, 1856.

Haller. — Elementa physiologiæ. — Lausanne, 1778.

Helie. — Rech. sur la struc. des trompes utérines. — Journal de méd. de la Loire-Infér., 1858.

Helm. — Traité des mal. puerpérales. 1870.

Hennig. — Catarrhe des voies génitales. — Leipsig, 1862.

Hervieux. — Traité clin. des mal. puerpérales. 1870.

Huschke. — Encyclopédie anat. — Splanchnologie.

Joulin. — Traité d'accouch.

Keller. — Des grossesses extra-utérines. 1872.

Kobelt. — De l'appareil du sens génital des deux sexes (1844). Trad. par Kaula. Strasbourg. 1851.

Kuss. — Cours de physiol., rédigé par Mathias Duval. 1872.

A. Le Blond. — Thèse, 1870.

Leteinturier. — Danger des opérations prat. sur le col de l'utérus. — Th. 1872.

Letenneur. — *Gaz. des hôpitaux.* 1864, p. 409.

Leydig. — Histologie comparée de l'homme et des animaux.

Lisfranc. — Clinique chirurg. de la Pitié. 1841-1843.

Longet. — Traité de physiologie. 1869.

Lorain. — Thèse, 1855.

Mercier. — *Gaz. médicale*, 1838.

Morgagni. — De sedibus et causis.

Muller. — Manuel de physiologie.

NÉGRIER. — Rech. anat. et physiol. sur les ovaires. 1840.

NONAT. — Traité pratique des mat. de l'utérus. 1860.

PAJOT. — Leç. sur les affect. puerpérales. — *Gaz. des hôpitaux,* 1862.

PANCK. — Découverte de la liaison temporaire qui s'effectue entre le pavillon de la trompe et l'ovaire. — Leipsig, 1843.

PORTAL. — Cours d'anatomie. 1803.

POUCHET. — Théorie positive de la fécondation. 1842.

PUECH. — Sources de l'hématocèle péri-utérine. — *Ac. des sciences,* 1858.

— — *Gaz. des hôpitaux,* 1860.

— — Atrésies des voies génitales. 1864.

PUISTIENNE. — Tum. enkystées pelv. et abdom. chez la femme Th., 1867.

RACIBORSKI. — Traité de la menstruation. 1868.

RICHARD. — Th. 1851. Anat. des trompes.

RICHET. — Anat. médico-chirurgicale.

CH. ROUGET. — Rech. sur les org. érectiles de la femme. — *Journal de physiologie,* 1858.

SAPPEY. — Anat. descrip. 1866-1873.

SCANZONI. — Traité pratique des mal. des org. sexuels de la femme. Trad. par Dor et Socin. — Paris, 1858.

H. SCHURGIUS. — Muliebria historico-medica. Sect. 3, ch. IV. De tubis Fallopianis. — Dresde et Leipsick, 1729.

SIREDEY. — Thèse 1860. — Péri-métrite.

TILT. — Des tumeurs sanguines du bassin. — Londres, 1853.

— — Inflam. subaiguë, des ovaires et des trompes comme une des causes de stérilité. — *Lond. Journ. of med.,* 1849.

TROUSSEAU. — *Gaz. des hôpitaux,* juin 1858, et Clin. méd.

L. VERJUS. — Th. 1845. Abcès des annexes de l'utérus.

VIRCHOW. — Pathol. des tumeurs. 1867.

A. VOISIN. — De l'hématocèle rétro-utérine. — Paris, 1860.

R. WAGNER. — Traité de physiologie. — Hist. de la génération. Trad. par Habets. — Bruxelles, 1841.

WEST. — Leç. sur les mal. des femmes. — Trad. par Ch. Mauriac. 1870.

TABLE DES MATIÈRES

CHAPITRE PREMIER

CHAPITRE II.

APPENDICE.

OBSERVATIONS

Paris. A. PARENT, imprimeur de la Faculté de Médecine, rue M^r-le-Prince, 31.

www.ingramcontent.com/pod-product-compliance
Lightning Source LLC
LaVergne TN
LVHW021520140926
848035LV00047B/1138

9782019642952